This is Suction Denture!

This is Suction Denture!

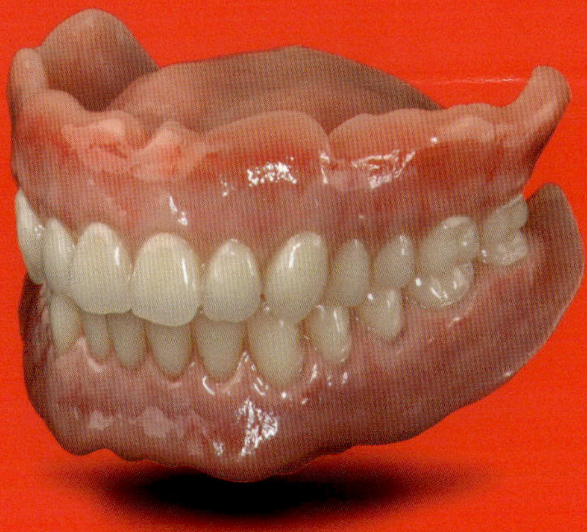

Katsushi Sato 저
노 관 태 역

dh 대한나래출판사

DaehanNarae Publishing, Inc.

SK V1 Tower 1507
Younmujang 5 gagil 25, Sungdong-gu,
Seoul 04782, Korea
TEL: +82-2-922-7080
FAX: +82-2-922-0841
E-mail: nrpub@naver.com
Website: www.nrbooks.kr

Original Japanese title: This is Suction Denture!

Original Japanese edition published by Dental Diamond Co.
Korean translation rights arranged with Dental Diamond Co.
through English Agency (Japan) Ltd. and Eric Yang Agency

ISBN 978-89-5741-595-5

Printed in Korea

본서를 발간하며

2014년에 발간된 "What is Suction Denture?"에 이어 '흡착 하악 총의치' 설명서 제2편 "This is Suction Denture!"를 출간하게 되었습니다.

의치의 안정성과 흡착성을 높이기 위한 심화편입니다. 전작처럼 내용이 독자에게 전달될 수 있도록 시각적인 부분에 많은 신경을 썼습니다.

'흡착 하악 총의치'는 세계적으로 인지도가 높고 영어로 SEMCD(Suction-Effective Mandibular Complete Denture)라고 부르는데, 일본에서 세계로 발신하는 콘텐츠 '쿨 재팬(Cool Japan)'의 위세가 대단하다고 합니다.

"What is Suction Denture?"가 2016년에 한국어로 번역 출간되어 보급의 한 축을 담당했다고 생각합니다.

내일의 임상에 도입해 상악 총의치처럼 하악 총의치에서도 80%의 흡착이 당연시되는 세계를 독자 여러분과 함께 만들어가고 싶습니다.

물론 하악 총의치의 흡착을 완성했다고 해도 모든 증례의 문제를 해결할 수는 없습니다. 그러나 다음에 필요한 접근이 명확해지는 것은 틀림없습니다.

오직 우리들이 할 수 있는 일은 힘들어 하는 무치악 환자에게 웃음을 찾아주는 것입니다!

2017년 10월

Katsushi Sato (佐藤勝史)

역자 서문

"What is Suction Denture?"의 후속판인 이 책은 통상적인 하악 흡착 인상법을 시행하였을 때 완전한 변연 봉쇄를 이루기 어려운 혀의 후퇴위, 얇은 순측 전정부를 가진 환자에서 의치의 변연 봉쇄와 안정성을 향상시키기 위한 인상 채득법을 그림을 통해 독자가 알기 쉽게 설명하고 있습니다.

또한 예비 인상 채득 시의 트레이 위치, 술자의 자세, 단계별 과정을 상세히 설명하고 있으며, 구륜근과 하순의 압력에 의해 하악 의치가 들뜨는 경우 대처하는 방법 그리고 구후 융기부의 언더컷이 심한 경우 의치의 형태 및 조절 방법에 대해서도 알기 쉽게 설명하고 있습니다.

저자의 임상 사진과 쉬운 설명을 통해 많은 임상가들이 하악 흡착의치 임상을 향상시키는 데 많은 도움이 되리라 생각합니다.

마지막으로 책이 출판되도록 힘써주신 대한나래출판사 관계자분들께 감사의 마음을 전합니다.

2018년 4월

노 관 태

This is Suction Denture!

1 환자 80%의 완전 흡착을 위해!

To achieve complete suction in 80% of patients

2 설하주름부 누출의 원인과 대책

Causes and management of incomplete border seal around the sublingual fold

3 흡착 하악 총의치 제작의 흐름

Workflow of suction-effective mandibular complete denture fabrication

4 예비 인상

Preliminary impression

5 혀의 후퇴위를 고려한 정밀 인상법

Precision impression technique to compensate retruded tongue position

6 심화 인상법
Advanced precision impression technique

7 흡착 하악 총의치상 형태의 특징
Characteristics of border shape of suction effective mandibular complete denture

8 흡착 하악 총의치가 들뜨는 원인
Causes of looseness of suction effective mandibular complete denture

표지 의치 제작: 노자와 코지(野澤康二)
표지 디자인: 가네코 도시키(金子俊樹), 쓰시마 리카(對馬りか)

This is Suction Denture!

To achieve complete suction in 80% of patients

환자 80%의 완전 흡착을 위해!

기능 인상재(soft liner)를 사용한 폐구 기능 인상법으로 하악 총의치를 제작하면 실제로 전체 증례 중에 몇 %가 '흡착'될까? 또한 의치를 밀어 올리는 힘 때문에 흡착되지 않거나 또는 전혀 흡착되지 않는 원인에 대해 해설합니다.

1

1 흡착 검사 시 머리 위치

자연스러운 머리 위치보다 살짝 고개를 숙인 위치에서 하악 총의치 흡착을 실험한다. 위를 향할수록 혀와 설하주름부가 후퇴되고 혀와 협점막이 열리는데, 거기에 동조해 변연 봉쇄가 어려워진다. 또한 흡착을 달성하기도 어렵다. 반대로 고개를 점점 숙이면 혀와 설하주름부가 전방이동되고 혀의 측면과 뺨이 근접해 점막에 의한 의치의 봉쇄 면적이 증가하므로 변연 봉쇄가 강해지고 흡착력이 증가한다.

식사 때나 저작 때처럼 흡착이 가장 필요한 순간에 자연스러운 머리 위치보다 고개를 살짝 숙인 상태에서 흡착되면 충분하다고 생각한다.

자연스러운 머리 위치~식사할 때 머리 위치

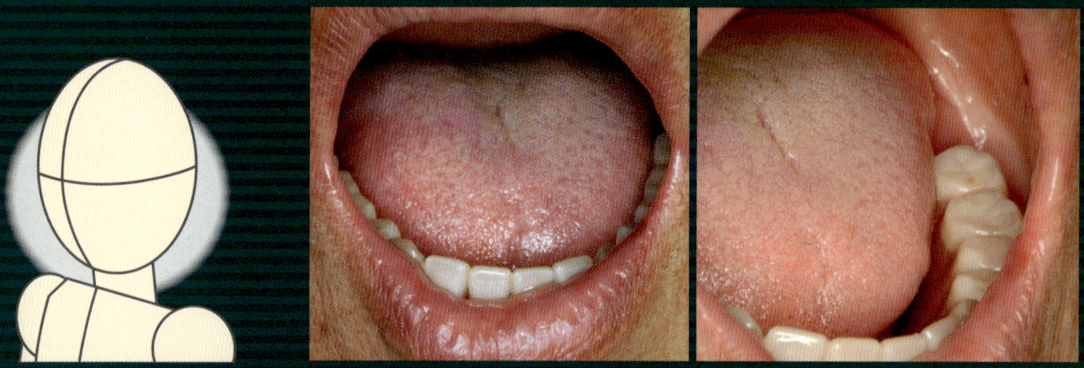

위를 향하는 머리 위치

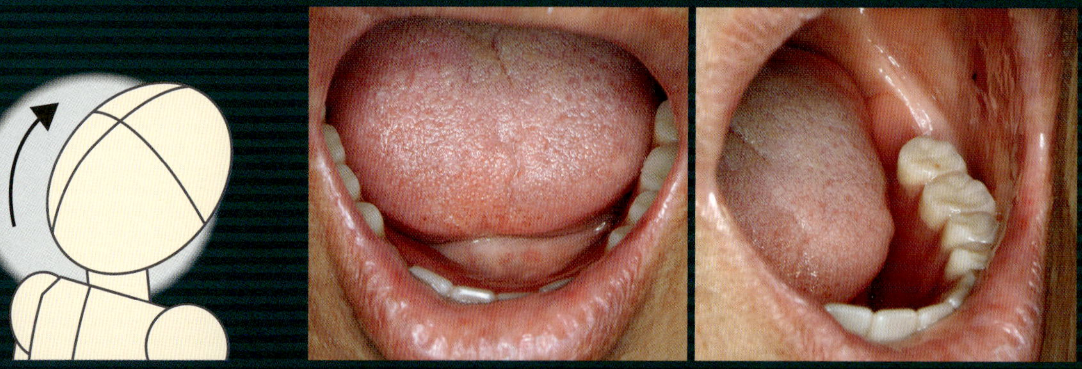

본 치과의원에서 제작한 하악 총의치의 '흡착' 조사 40증례

1 하악 총의치의 흡착을 '하악 총의치가 이탈하려고 할 때 음압을 감지하는 의치'라고 정의했을 때 90%의 증례에서 흡착을 확인하였다.

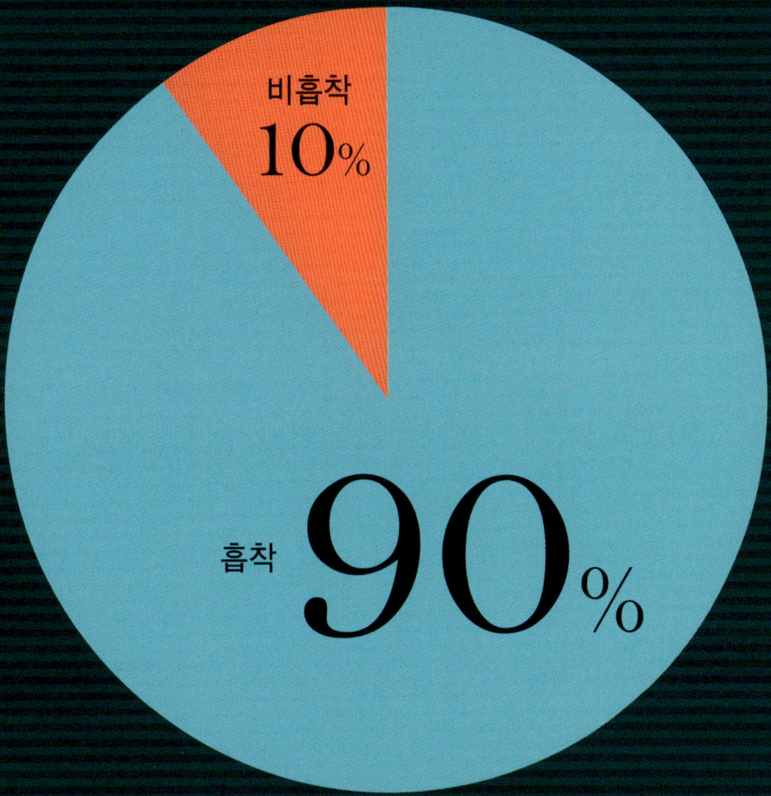

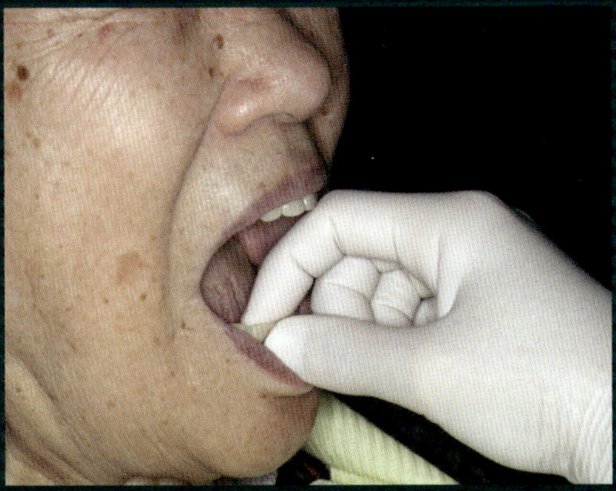

1

② 흡착을 감지한 의치를 다양한 방향으로 들어 올렸을 때 들어 올리는 방법에 따라 음압을 감지하지 못하는 방향이 있었다.

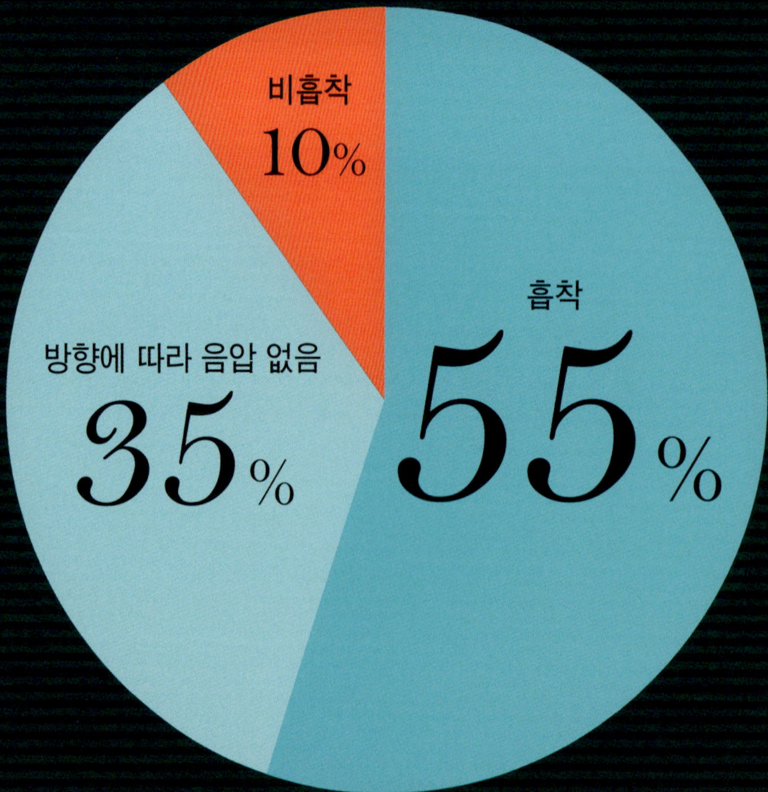

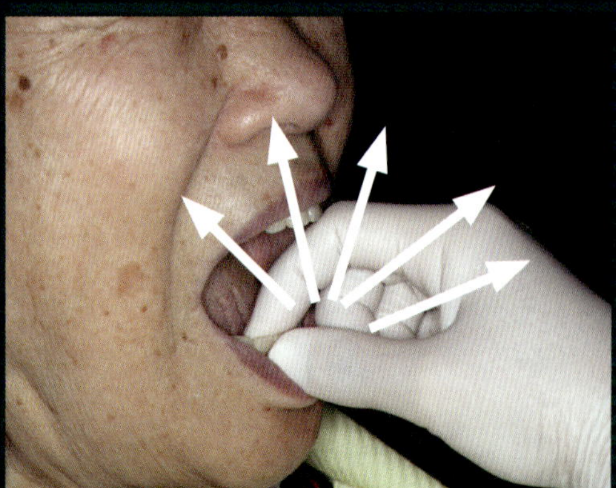

③ 의치를 '전상방'과 '후상방' 두 방향으로 들어 올려도 음압을 감지하는 증례를 '완전 흡착'이라고 가정했을 때 발현율이 55%였다.

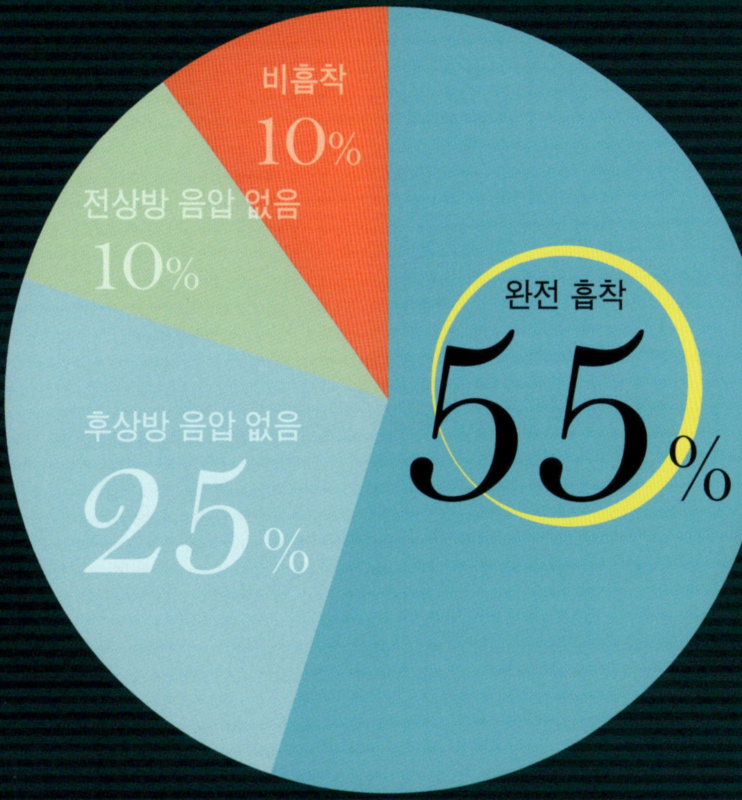

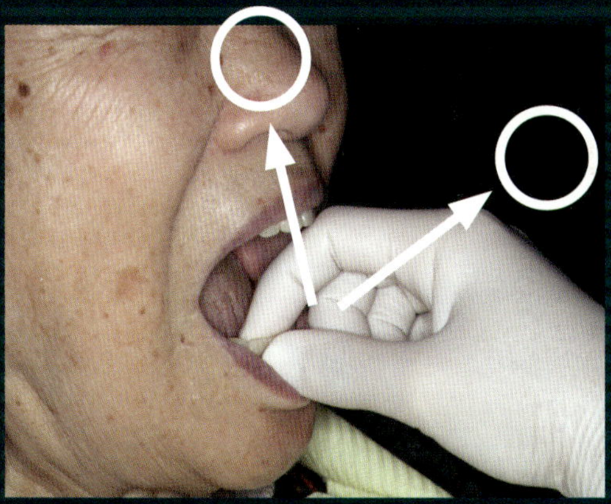

1

④ 의치를 '후상방'으로 들어 올렸을 때 음압을 감지하지 못하는 증례가 25%였다.

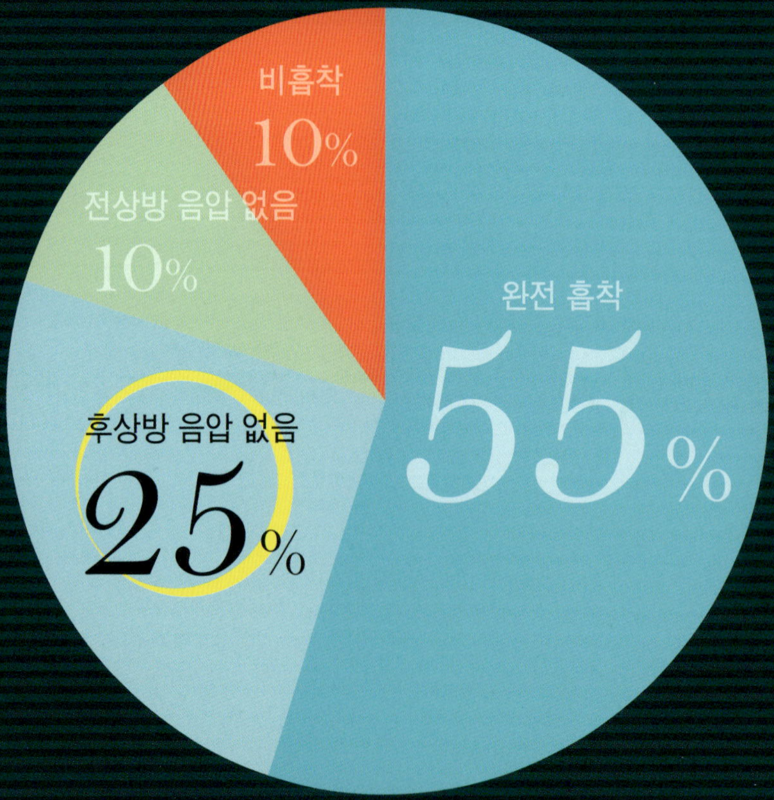

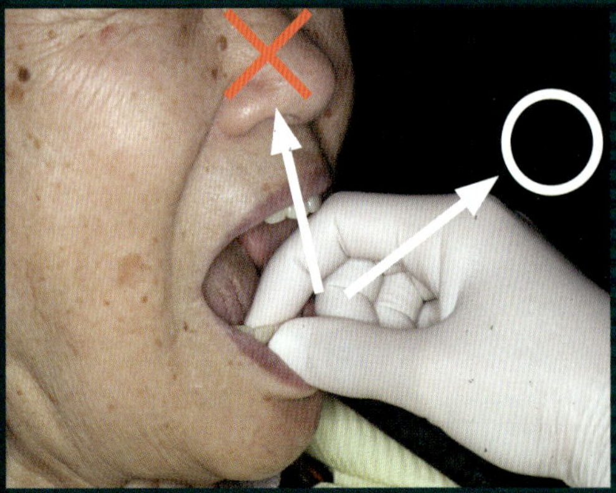

만약 이것을 해결할 수 있다면
80%의 완전 흡착을 기대할 수 있다.

⑤ 의치를 '전상방'으로 들어 올리면 음압을 감지하지 못하는 증례가 10%였다.

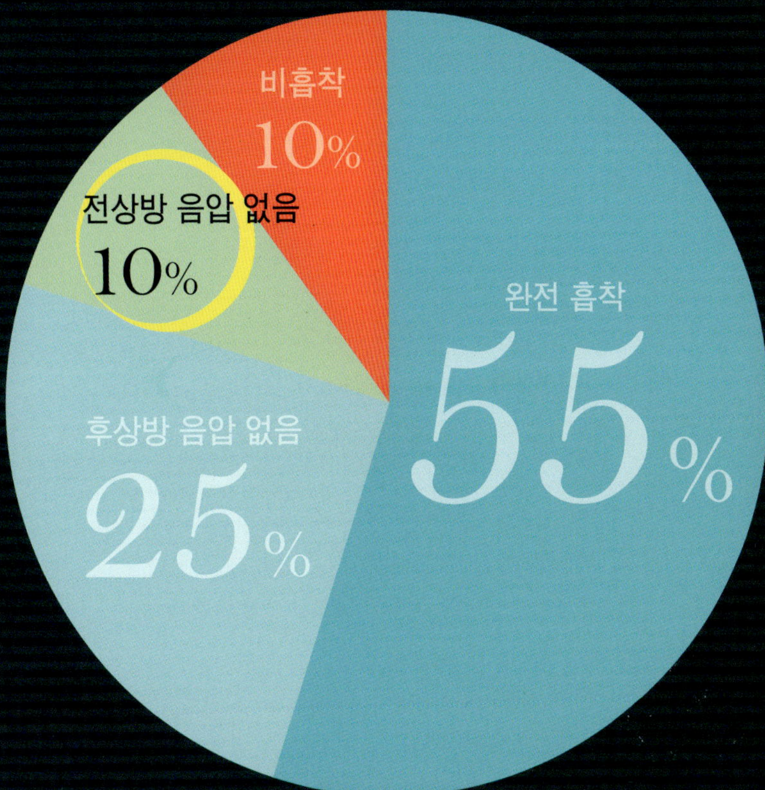

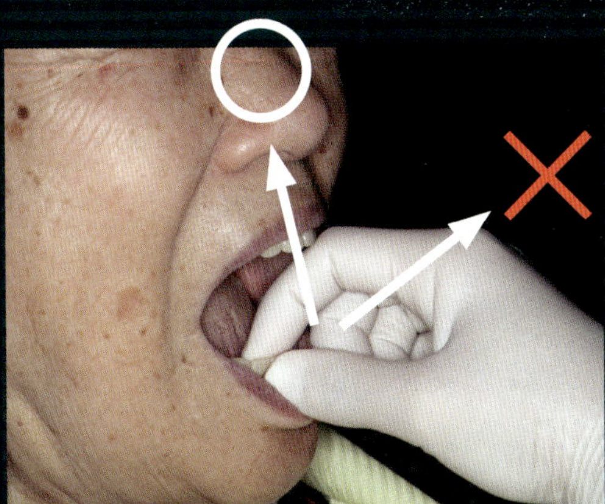

1 변연 봉쇄 누출의 원인

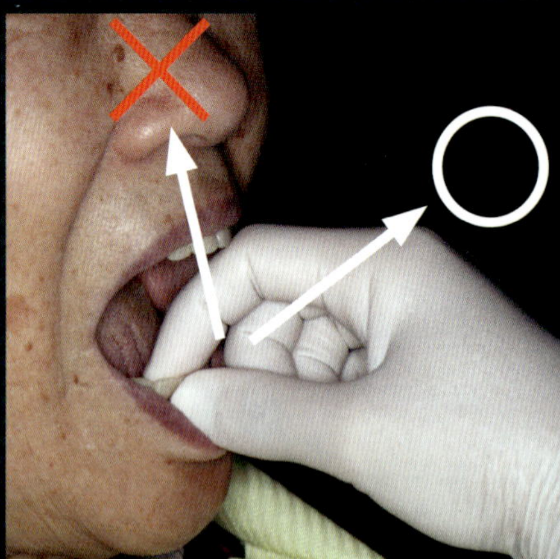

의치를 후상방으로 들어 올리면 음압을 감지 하지 못하는 증례

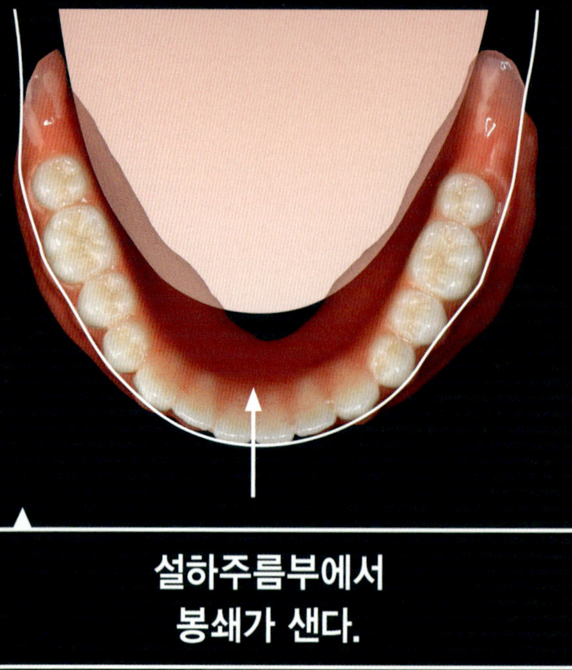

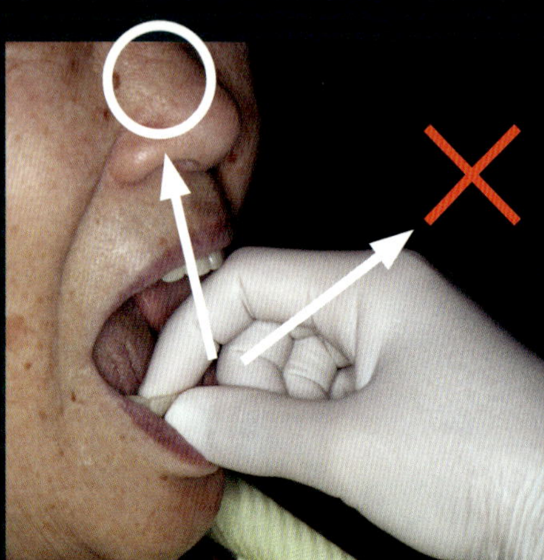

의치를 전상방으로 들어 올리면 음압을 감지 하지 못하는 증례

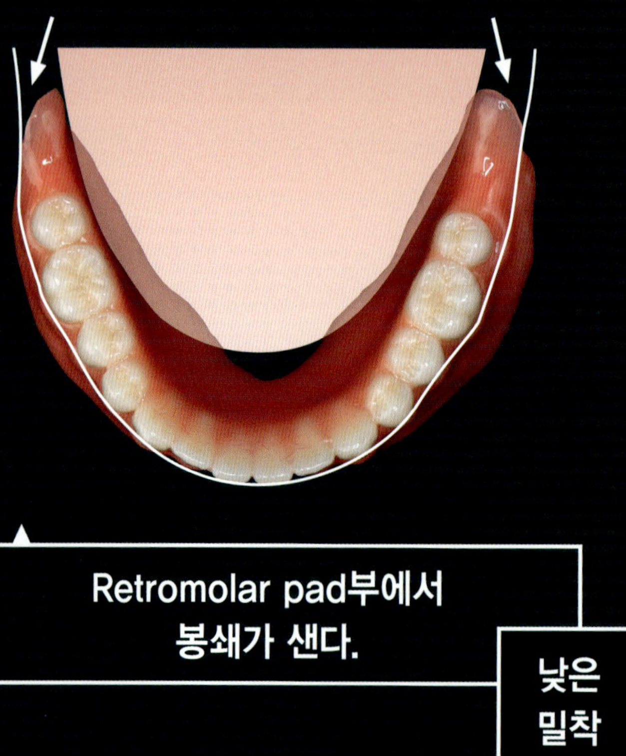

하악 전치 인공치를 후방으로 누르면 의치 전체가 후방으로 이동되고
하악 전치부 치조제 앞면에 눌려 그 곳이 봉쇄된다.
또한 하악 전치부 치조제가 회전의 중심이 되어 의치상 후연이
retromolar pad를 눌러 봉쇄된다.
따라서 변연 누출부는 설하주름부가 된다.

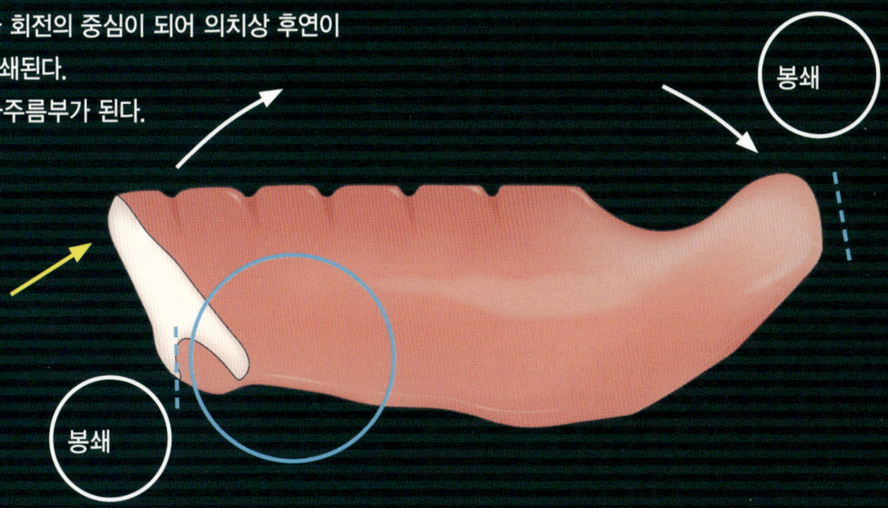

하악 전치 인공치를 전방으로 누르면 의치 전체가 전방으로 이동하고
하악 전치부 치조제 뒷면에 눌려 그 곳이 봉쇄된다.
또한 하악 전치부 치조제가 회전의 중심이 되어 의치 순측 상연 하부가
하악 전치부 구강전정부 점막에 눌려 봉쇄된다. 따라서 변연 누출부는
retromolar pad 후연부가 된다.
또한 이곳은 결과적으로 수직으로 당겨지므로 치조제와 의치상의 밀
착도가 깊은 관련이 있다.
치조제 흡수가 심각한 증례에서 자주 발생한다.

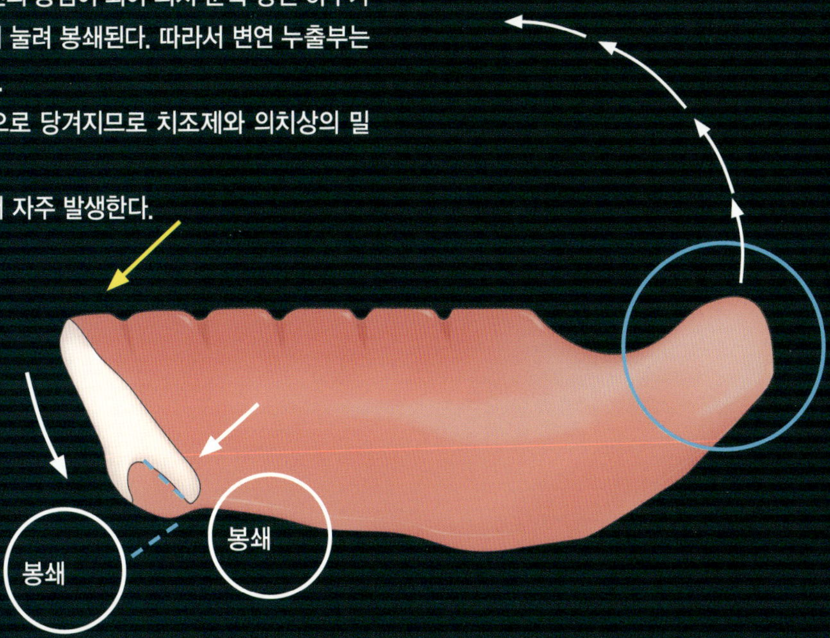

[즉 설하주름부의 봉쇄 누출을 해결할 수 있다면 80% 완전 흡착이 가능해진다.]

흡착되지 않는 구강 조건

구강 내 조건이 아래와 같으면 흡착이 어렵다.

① 요철이 없는 평평한 치조제 형태

의치를 정 위치에 장착하려면 가이드가 되는 치조제의 요철이 필요하다. 의치를 정 위치에 장착하지 못하면 밀착되지 않고, 밀착하지 못하면 흡착은 불가능하다.

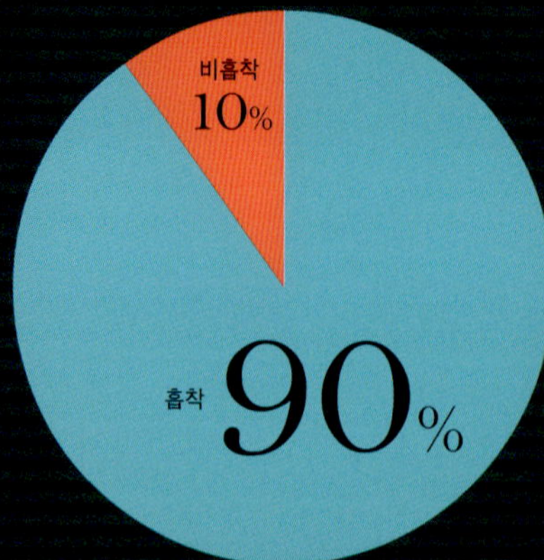

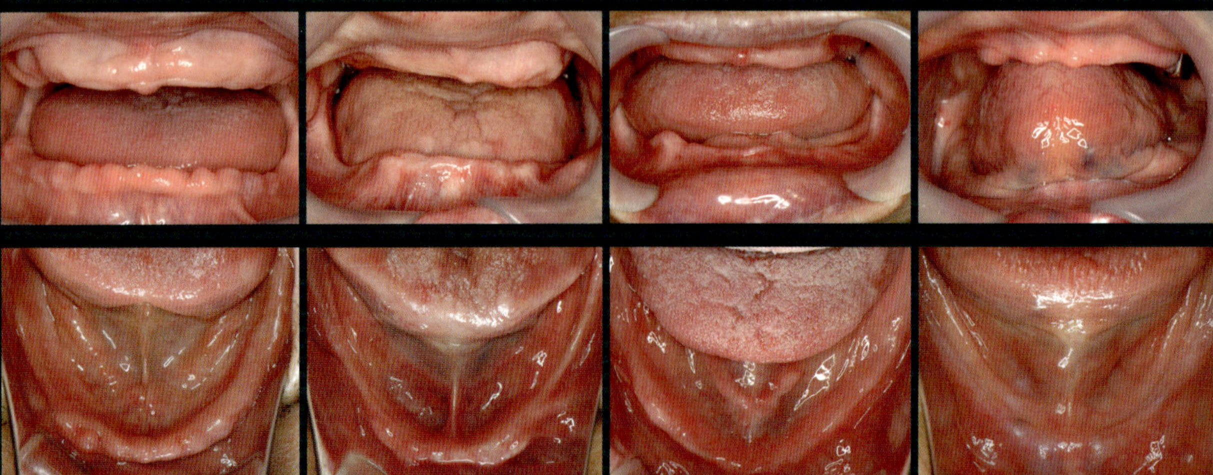

전치부와 구치부 치조제에 볼록한 부위가 있다	전치부 치조제에 볼록한 부위가 있다	부분적으로 치조제에 볼록한 부위가 있다	전치부와 구치부 치조제에 볼록한 부위가 없다
○	○	○	✕

② 의치상을 후악설골근 와부로 연장할 수 없다

의치상을 악설골근선을 지나 후악설골근 와부까지 2~3mm 연장한다. 이것이 곤란하면 설압에 의해 의치가 동요되고 혀의 측면이 설측 연마면을 누르는 봉쇄기구가 작동하지 않는다. 흡수가 심해 치조제가 평평해지면 후악설골근 와부로 연장한 의치상만이 의치의 좌우 수평 방향으로 일어나는 동요에 저항할 수 있으므로 특히 중요하다.

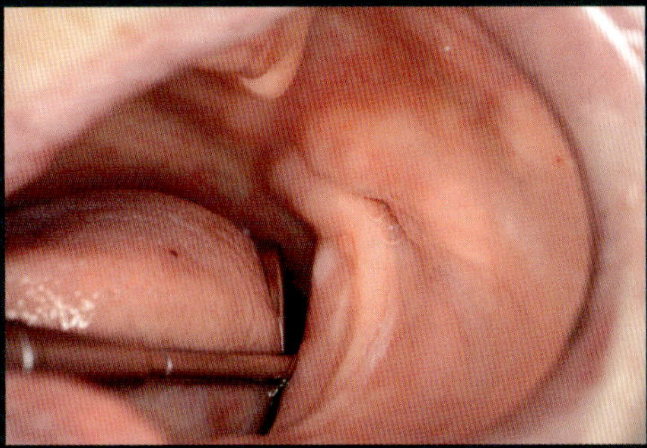

○

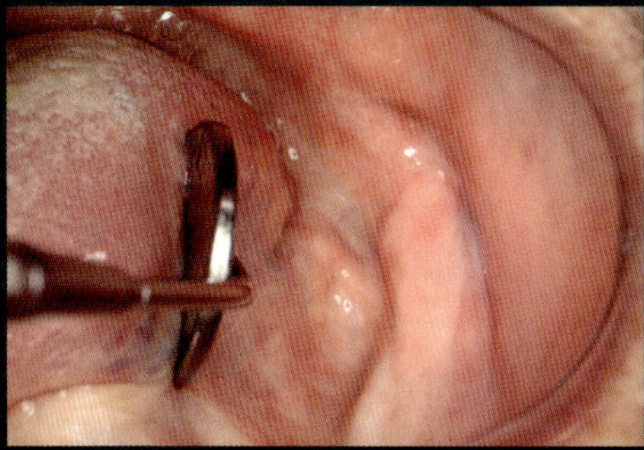

×

③ 부드럽고 변형되는 retromolar pad

Retromolar pad의 전방은 섬유성 조직이 풍부하고 단단하며, 후방은 선조직이 풍부하고 부드럽다. 단단한 retromolar pad가 흡수되어 부드러운 retromolar pad만 남게 되면 개·폐구 시 retromolar pad가 크게 변형되고 의치상에 의한 봉쇄가 어려워진다.

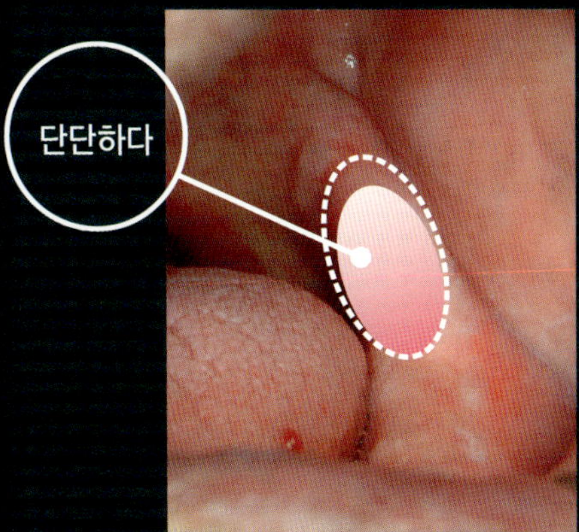

○

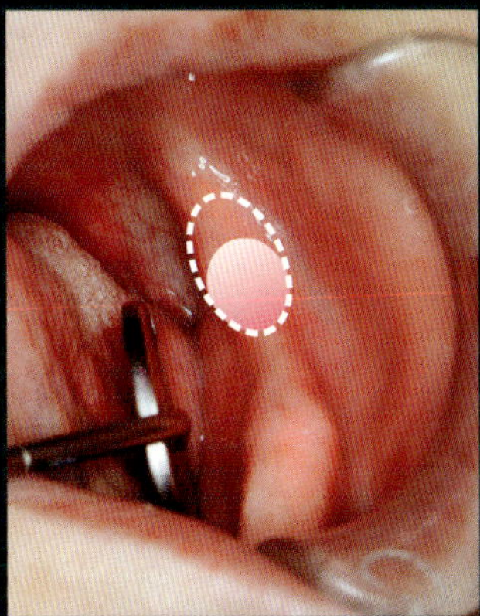

○

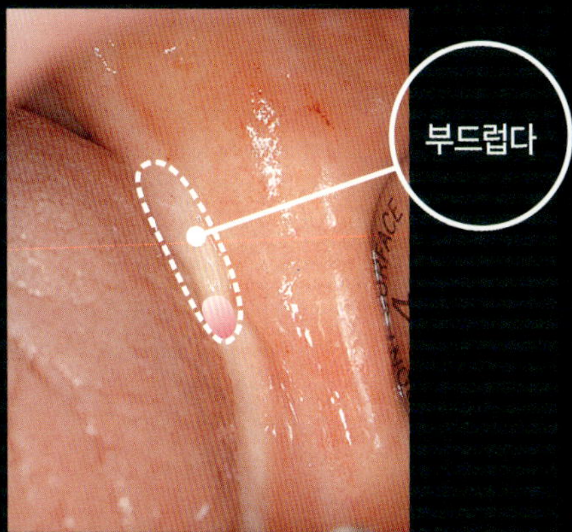

×

④ 늘어짐이 없어 마치 북에 씌운 가죽처럼 생긴 설하주름부

혀가 크게 후퇴되고, 설하주름이 후방으로 당겨져 소실되고, 구강저가 평평해 늘어짐이 없어 마치 북에 씌운 가죽처럼 되면 봉쇄가 어려워진다.

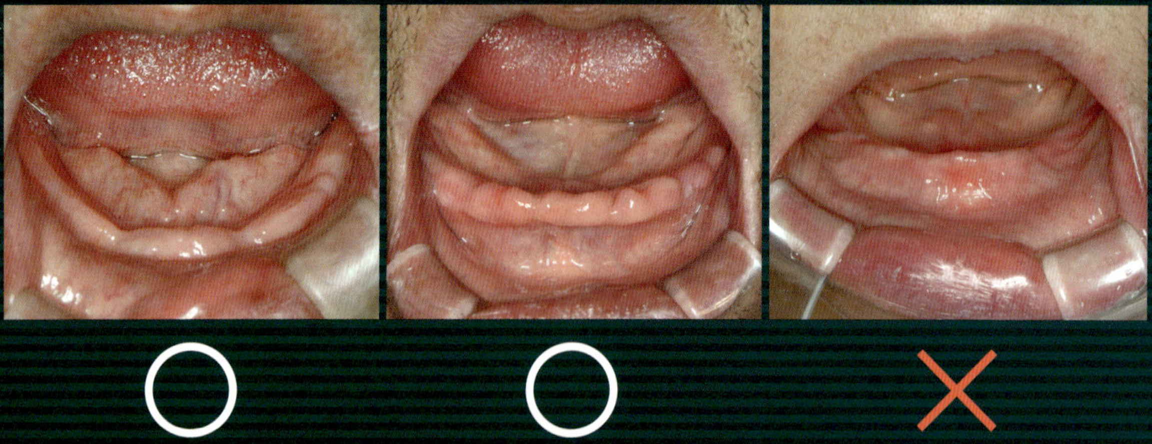

⑤ 교합 불안정

교합이 불안정하면 의치를 정 위치에 장착할 수 없고 밀착·흡착되지 않는다.

⑥ 구강건조증(dry mouth)

타액량이 적으면 의치가 움직였을 때 동통을 유발하고 그것은 흡착 이전의 문제이다.

⑦ Oral dyskinesia

구강의 불수의운동으로 의치를 동요하게 만든 증례가 있다.

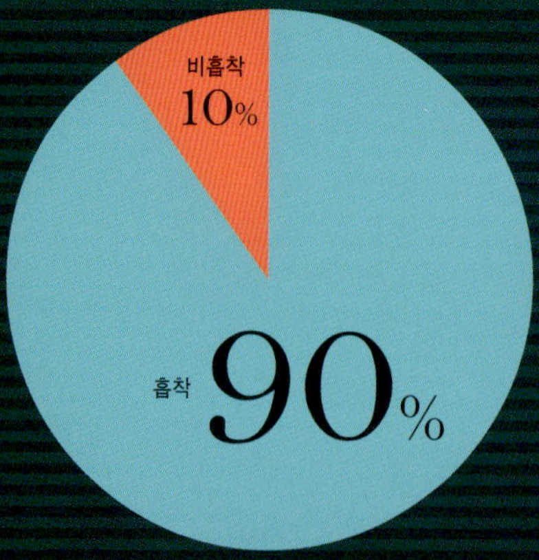

Causes and management
of incomplete border seal around
the sublingual fold

설하주름부 누출의 원인과 대책

완전히 흡착되지 않는 가장 큰 원인은 설하주름부의 누출입니다. 그러나 적절한 처치로 해결할 수 있으니 안심하기 바랍니다.

2

2 유치악자의 혀 후퇴위 비율

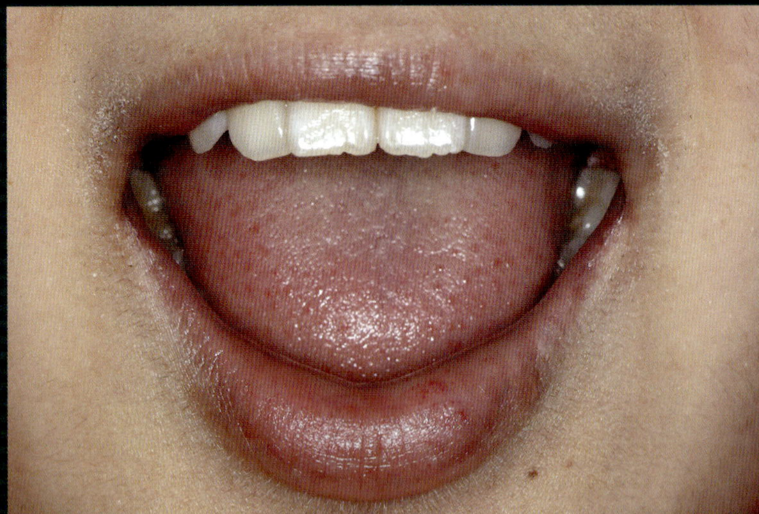

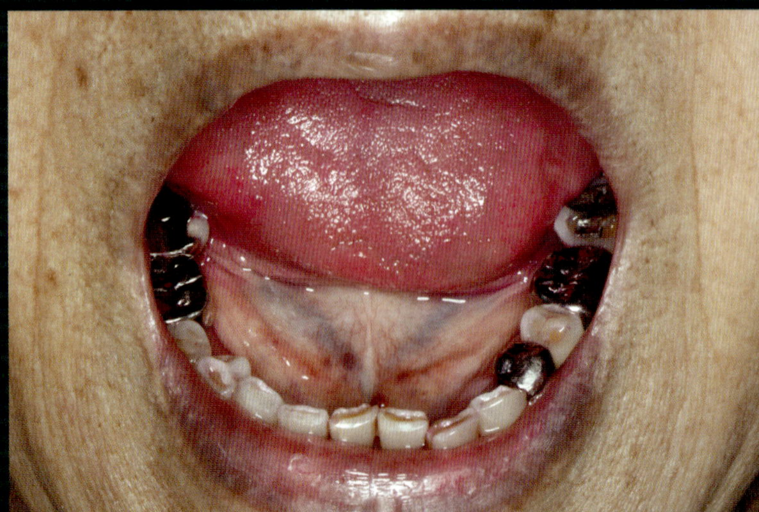

학술모임 센다이 '月一會', 야마가타 '勝史塾 Jr.회'에서 실시한
'혀의 위치'에 대한 설문 조사(유치악 피험자 128증례): 2014

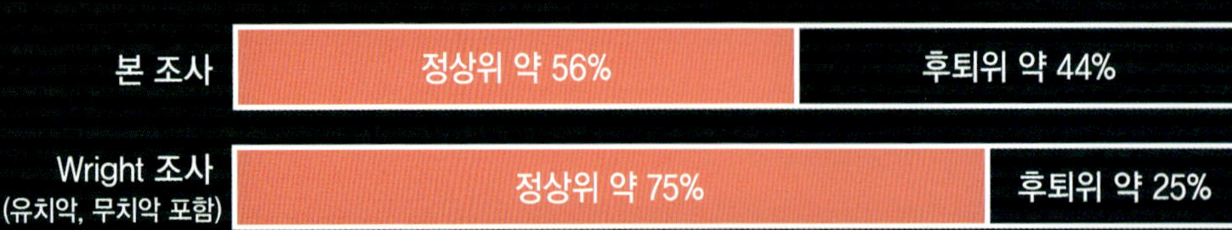
본 조사
정상위 약 56%
후퇴위 약 44%
Wright 조사
(유치악, 무치악 포함)
정상위 약 75%
후퇴위 약 25%

치악자의 혀 후퇴위 비율

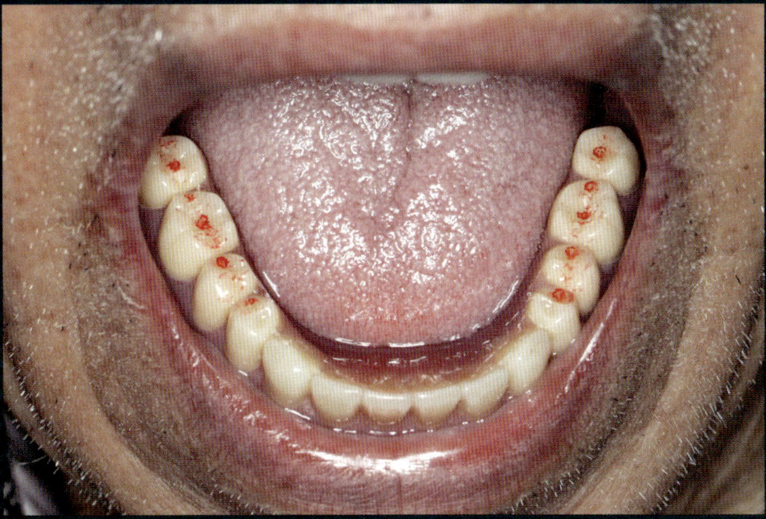

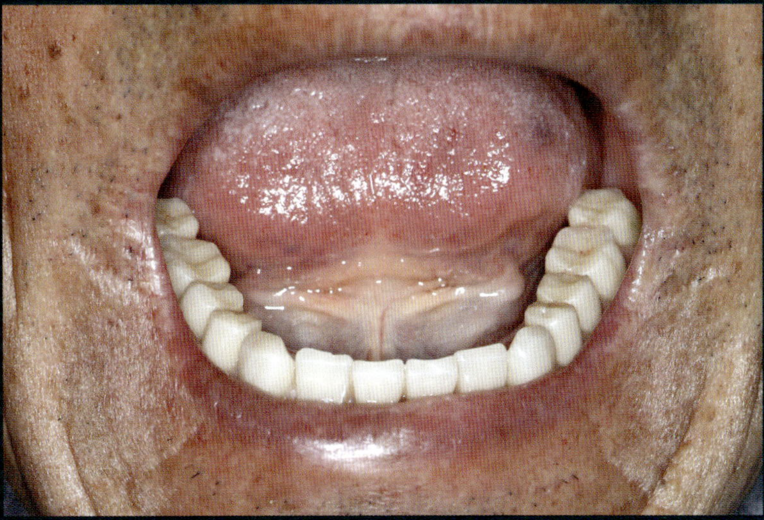

학술모임 센다이 '月一會', 야마가타 '勝史塾 Jr.회'에서 실시한
'혀의 위치'에 대한 설문 조사(무치악 피험자 83증례): 2014

본 조사	정상위 약 30%	후퇴위 약 70%

2 설하주름부의 누출 원인=혀의 후퇴위

**개구 시 혀가 후퇴위를 취하면 설하주름이 후방으로 당겨져
결과적으로 구강저가 내려가고 누출되기 쉽다.**

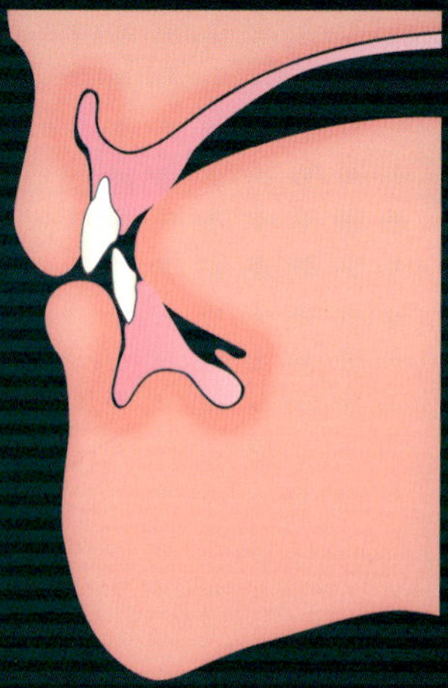

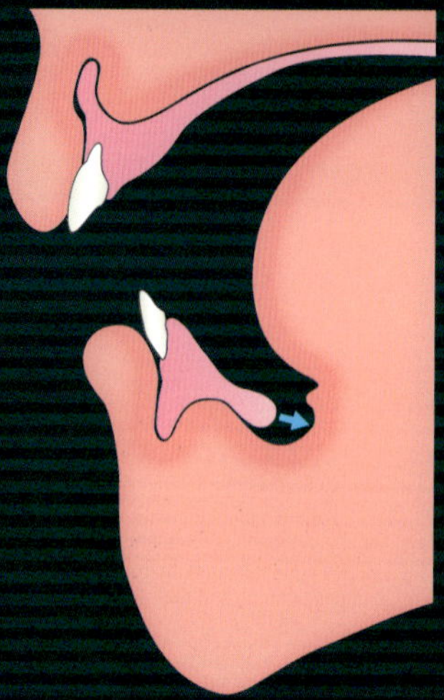

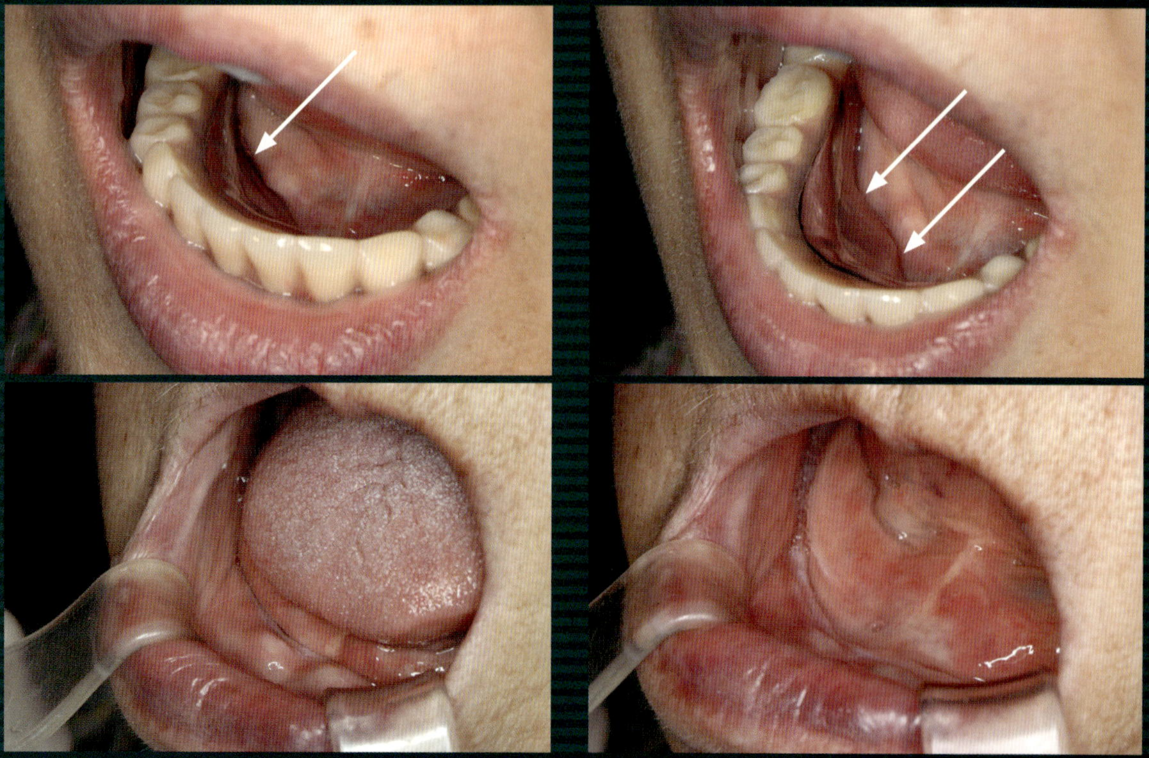

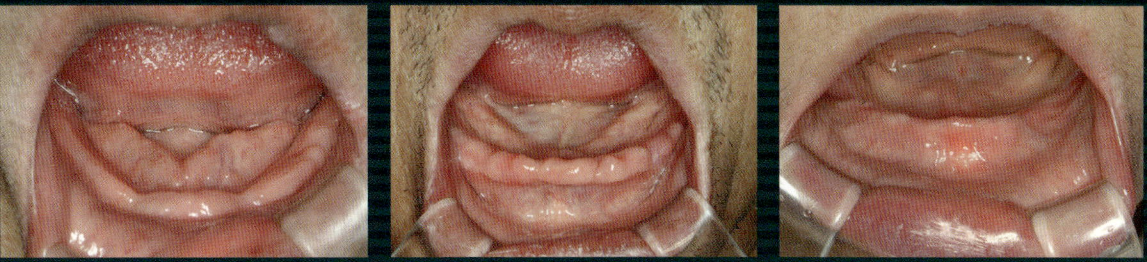

개구 시 혀가 후퇴위를 취해도 반드시 흡착이 상실되지는 않는다. 혀의 후퇴위와 설하주름 양의 관계이다.
일반적으로 혀의 후퇴 정도가 클수록 봉쇄가 깨지기 쉽고 설하주름의 양이 많을수록 봉쇄가 잘 깨지지 않는다.
예외적으로 혀가 후퇴위를 취하면 구강저가 올라가 봉쇄가 잘 되는 증례도 있다.

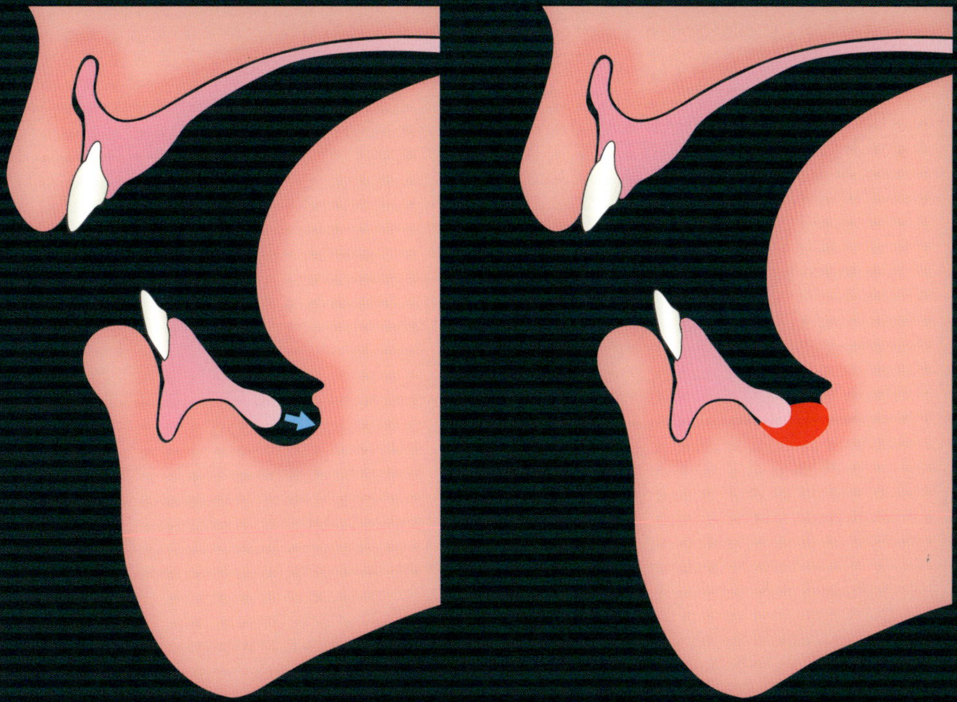

해결법은 개구 시 혀가 후퇴위를 취해 생기는 설하주름부의 공간을 채울 수 있는
상 형태를 부여하는 것이다.

Maniac point 1

혀의 후퇴위와 빈도

개구 시 '혀의 위치'는 크게 정상위와 후퇴위로 분류한다.

Wright의 보고에 따르면 혀의 정상위란 '설체가 구강저를 완전히 채우고, 설배는 둥글고 평탄하며, 혀의 바깥쪽 가장자리가 하악 대구치 교합면에 올라와 있다. 설첨은 하악 전치 절연 또는 절치부 치조정선 상에 있다'고 정의하였다.

그리고 개구 시 혀의 정상위는 약 75%이고, 나머지 25%는 혀가 말린 위치, 즉 후퇴위를 취한다고 보고하였다.

또한 Wright는 혀의 후퇴위와 관련해 선천적 요인과 후천적 요인으로 정리하였고, 후천적 요인으로 '협소한 의치 치열'을 꼽았다.

Wright의 연구는 미국 미시건대학에서 진행되었다. 서양인은 치아 폭경의 합에 비해 치열궁의 치조제가 넓은 편인데, 일본인은 치아 폭경의 합에 비해 치열궁의 치조제가 좁은 경향을 보인다.

따라서 Wright가 혀의 후퇴위에 관한 후천적 요인으로 '협소한 의치 치열'을 꼽았는데, 일본인 유치악자는 서양인에 비해 치열이 더 좁기 때문에 혀가 후퇴위를 취하는 빈도가 더 많지 않을까 추측하였다.

그래서 필자가 소속한 학술모임 센다이 '月一會', 야마가타 '勝史塾 Jr.회'에서 '혀의 위치'와 관련해 설문 조사를 진행하였다.

2014년 우리 조사에 따르면 유치악 피험자 128증례 중에 **개구 시 혀의 정상위는 약 56%(72명)**이고, **혀의 후퇴위는 약 44%(56명)**였다.

Wright의 보고보다 혀의 후퇴위가 확실히 많았다.

또한 주관적이기는 하지만 치열이 V자형이거나 총생이 있어 협소한 **40증례는 80%에서 혀의 후퇴위**를 확인하였다.

유치악자도 혀의 후퇴위가 협착 치열과 관련이 있을지도 모른다.

또한 무치악 피험자 83증례에서 의치 장착 시 개구 상태에서 **혀의 정상위는 약 30%(25명)**였고, **혀의 후퇴위는 약 70%(58명)**였다. 이것은 Wright가 말하듯이 무치악자 중에 치열이 좁은 의치를 장착한 증례가 많기 때문이라고 생각한다.

조사방법

- 무치악자에게 의치를 장착하고 진료의자에 앉혀 개폐구운동을 반복하도록 지시한 후 개구 상태일 때 혀의 위치를 관찰하였다.
- 혀가 긴장해 위치가 부정확해지지 않도록 무치악 환자에게 미리 관찰 목적을 설명하지 않고 평소대로 관찰하였다.
- 대조를 위해 부분총의치를 장착하지 않고, 제2대구치를 제외하고 결손을 방치하지 않은 유치악자(브릿지 장착 포함)의 개구 시 혀의 위치를 관찰하였다.
- 개구 시 혀의 정상위란 편의상 '머리 위치가 자연스러운 무치악자를 정면에서 응시했을 때 구강저 점막이 혀에 덮여 확인할 수 없는 상태'라고 정의하였다.
- 개구 시 혀의 후퇴위란 편의상 '머리 위치가 자연스러운 무치악자를 정면에서 응시했을 때 혀가 상방에 위치하고 하방에 구강저 점막을 확인할 수 있는 상태'라고 정의하였다.

This is Suction Denture!

Workflow of suction-effective mandibular complete denture fabrication

흡착 하악 총의치 제작의 흐름

여러분이 일상적으로 행하는 총의치 작업 중에 하악의 인상 방법만 이번 술식으로 변경해 주십시오. 총의치 임상이 훨씬 즐거워집니다.

3

3 흡착 하악 총의치 제작의 흐름

예비 인상

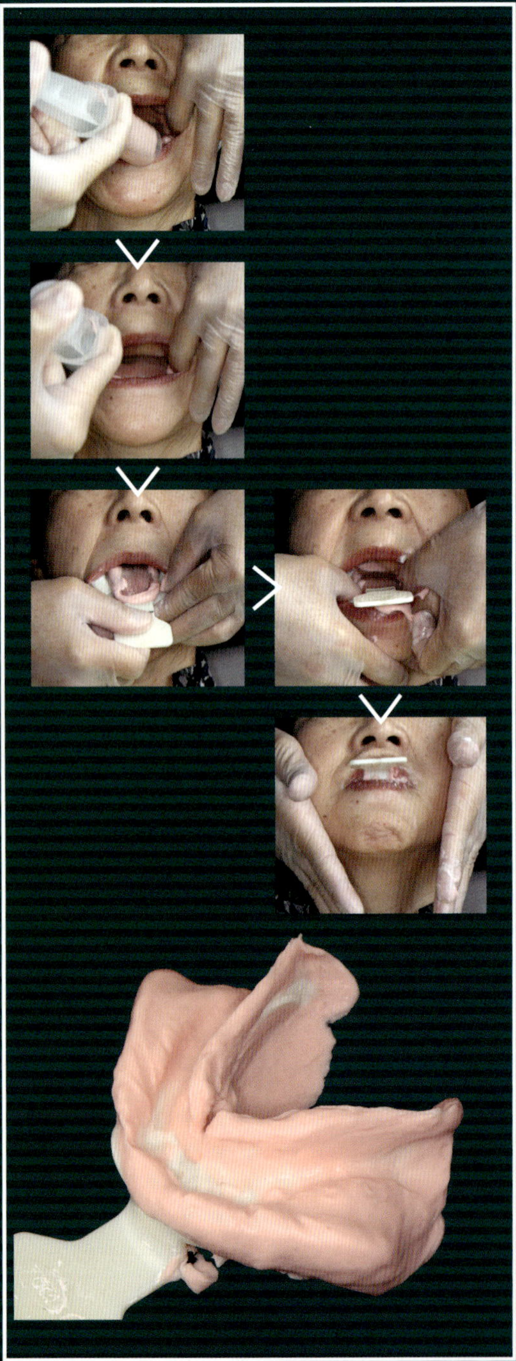

정밀 인상

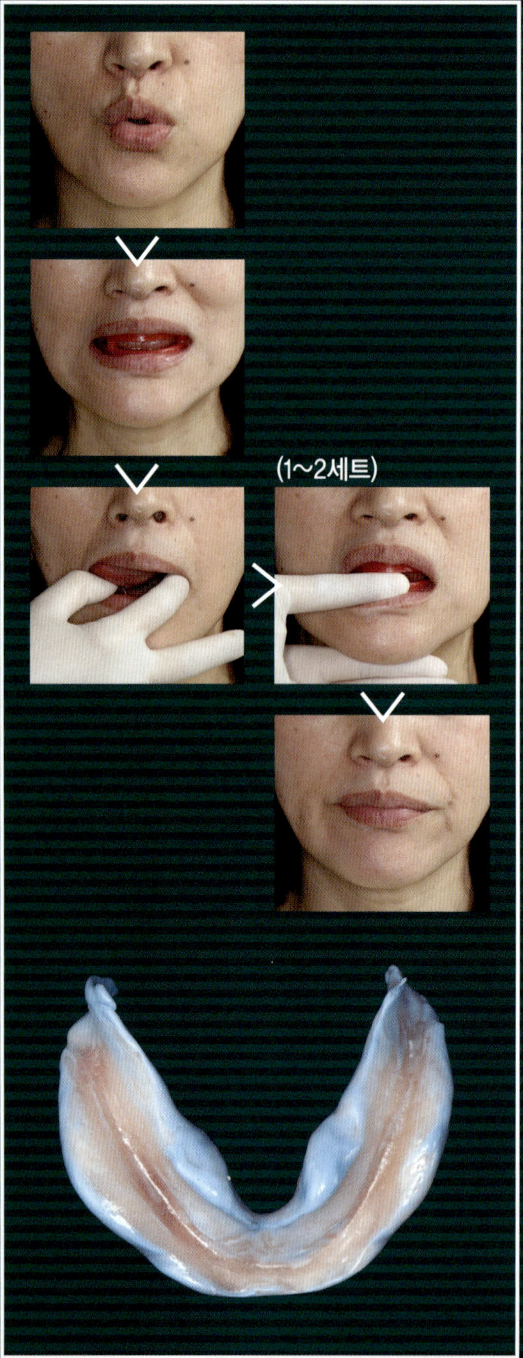

교합 채득

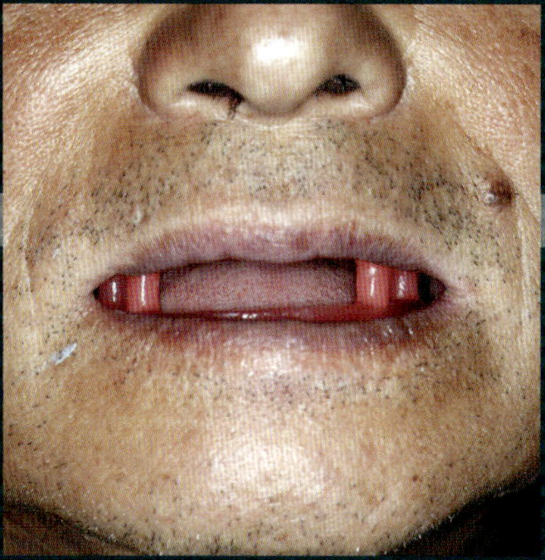

의치 시적

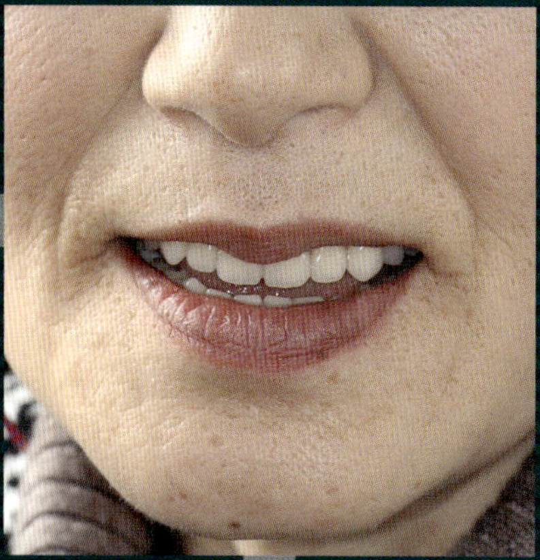

의치 장착

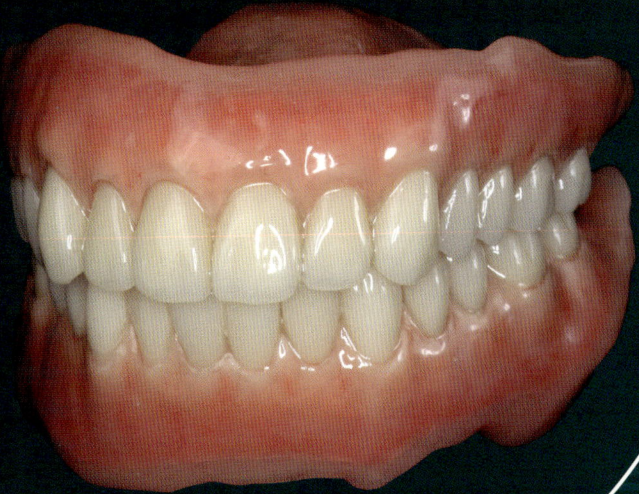

Maniac point 2

혀의 위치 관찰에 따른 분류

폐구위의 무치악 환자의 입술을 벌려 구강 내부를 관찰하면 대부분의 증례에서 혀가 하악 전치부 설측 치조제 부근에 위치한다. 그러나 개구하면 혀가 전방에 위치하는 정상위를 취하는 증례와 후방에 위치하는 후퇴위를 취하는 증례가 있다.

그래서 본 치과의원을 내원한 26증례의 무치악 환자에 대해 혀의 위치를 관찰하고 우측과 같이 4패턴으로 분류하였다(2012).

① 폐구 시-정상위	개구 시-정상위	의치 장착 개구 시-정상위
② 폐구 시-정상위	개구 시-후퇴위	의치 장착 개구 시-후퇴위
③ 폐구 시-후퇴위	개구 시-후퇴위	의치 장착 개구 시-후퇴위
④ 폐구 시-정상위	개구 시-후퇴위	의치 장착 개구 시-정상위

패턴 ①이 다수이고, 총의치가 혀와 입술·협점막 사이에 위치해 안정적이며 흡착이 양호하다. 패턴 ②는 총의치가 혀와 입술·협점막 사이에 있지 않아 불안정하고 흡착도 어렵다.

패턴 ③은 폐구 시 혀가 후방으로 당겨져 있다. 혀를 후방으로 당기는 요인인 tongue space가 좁은 의치를 장기간 사용해 습관성 위치가 되었다고 추측할 수 있다.

패턴 ④는 의치를 장착하지 않은 개구 상태에서 혀가 후방으로 당겨져 있어도 의치를 장착하면 혀가 전방위를 취한다. 의식하는 것인지 아닌지 알 수 없지만 총의치를 안정시키기 위해 혀를 전방으로 내밀어 내려누른다고 생각한다.

패턴 ①과 패턴 ④는 총의치 장착 개구 시 혀가 전방에 위치하고 총의치가 안정적이며 흡착이 용이하다.

패턴 ②와 패턴 ③은 총의치 장착 개구 시 혀를 후방으로 당기기 때문에 총의치의 안정성이 떨어지고 설하부에서 공기가 들어가 흡착이 소실되기도 한다.

흡착 인상법에서는 혀가 전방에 위치하는 폐구 상태의 구강을 채득한다.

개구 시 '혀가 후퇴위'를 취하는 증례는 혀가 당겨져 설하주름도 후방으로 이동하고, 결과적으로 그곳의 구강저가 가라앉는다. 그러면 의치의 변연 봉쇄가 깨져 공기가 들어오고 흡착을 방해할 수 있다.

이것들은 혀의 후퇴 정도와 설하주름의 양과 관련이 있고, 혀의 후퇴 정도가 클수록 봉쇄가 쉽게 깨지고 설하주름 양이 많을수록 봉쇄가 잘 깨지지 않는다.

2014년에 실시한 '혀의 위치'에 관한 설문조사에 비해 후퇴위가 적었던 것은 대상 피험자가 본 치과의원에서 무치악 보철치료 종료 직후와 치료 후 6개월 주기로 관리를 받은 환자여서 tongue space가 좁은 증례가 없었던 것에 이유가 있는지도 모른다. 그리고 피험자 수가 적었던 점도 부정할 수 없다.

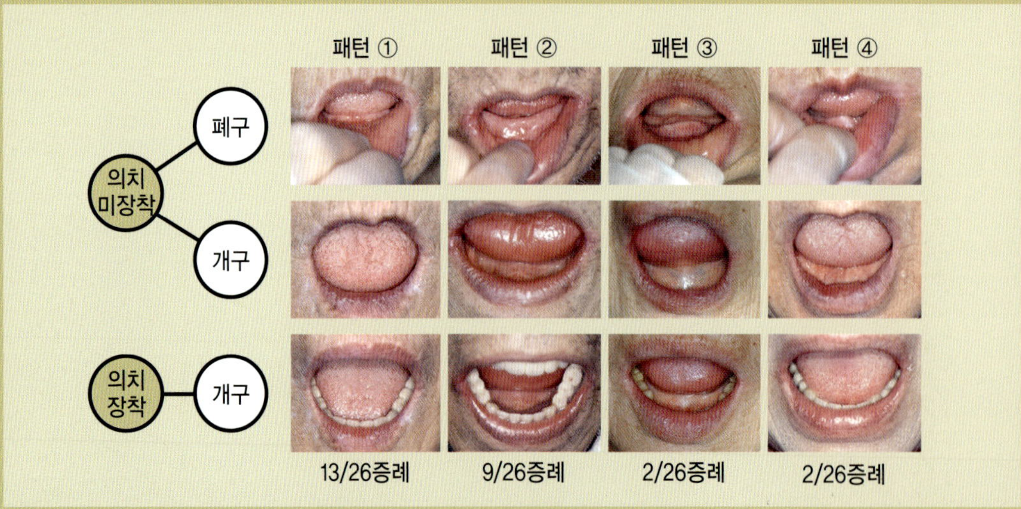

This is Suction Denture!

Preliminary impression

예비 인상

일상생활 중에 가장 흔히 볼 수 있는 악위는 하악 안정위입니다. 하악 안정위에서 구강 내 공간의 가동점막을 있는 그대로 부드러운 알지네이트 인상재의 탄력을 이용해 채득합니다. 순서대로 진행하면 실패 없이 아름다운 인상을 채득할 수 있습니다.

4

4 목적

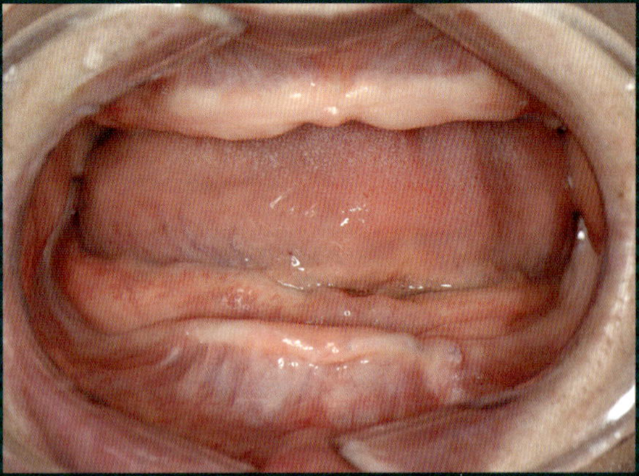

깨어있을 때 가장 흔히 볼 수 있는
하악 안정위에서
있는 그대로의 구강 내 공간

↓

[혀가 방해되지 않는 공간]

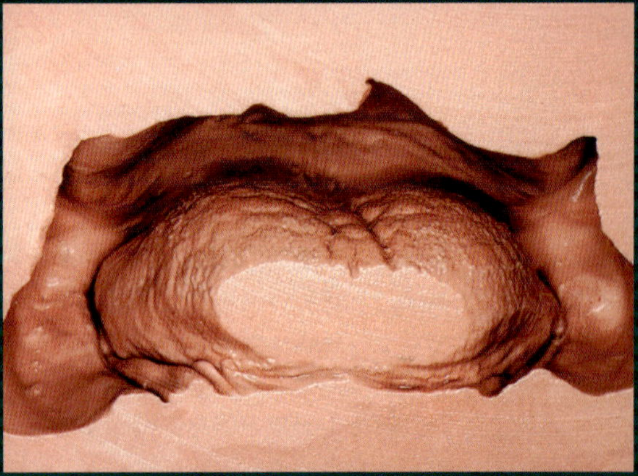

혀가 방해되지 않는
공간의 가동점막을
부드러운 알지네이트 인상재의
탄력과 약한 압력으로 눌러서
편 구강 내 공간

↓

[변연 봉쇄가 가능한 공간]

예비 인상의 목적

||

[변연 봉쇄가 가능한 공간]을 채득한다

이상적인 변연 봉쇄: 가동점막이 의치상에 눌려 퍼져 그 반발력으로 봉쇄되는 상태

사용기구 · 재료

유동성이 높다(물 20% 증량) 유동성이 낮다(물 20% 감량)

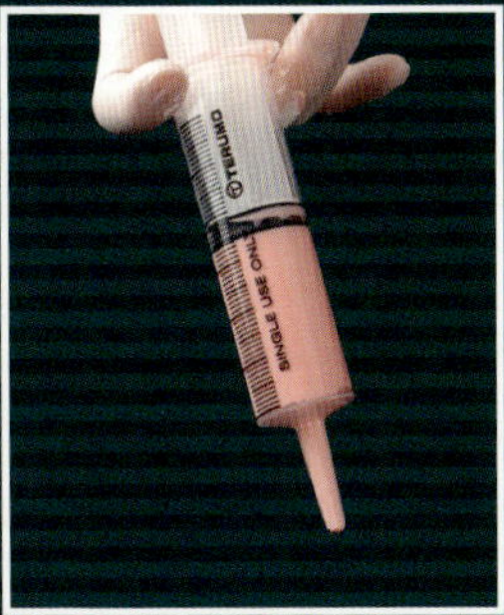

TERUMO syringe 카테터 칩형 50mL SS-50CZ

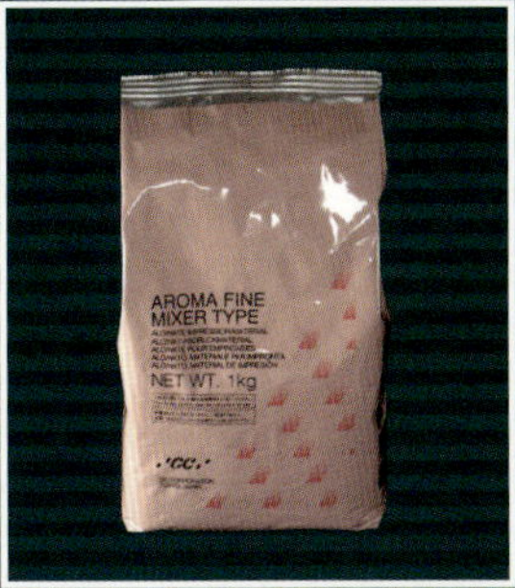

AROMA FINE(GC)

+

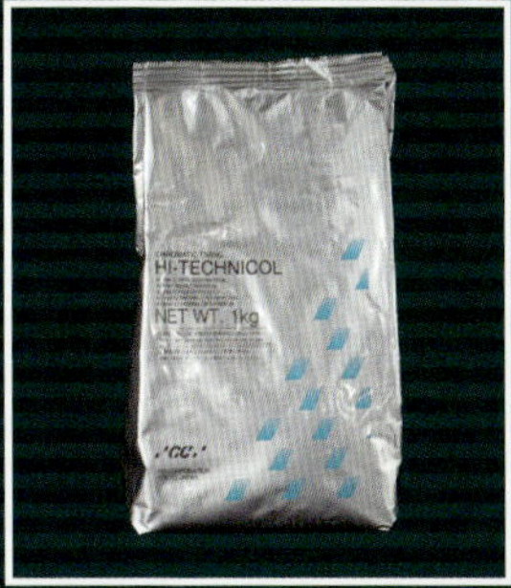

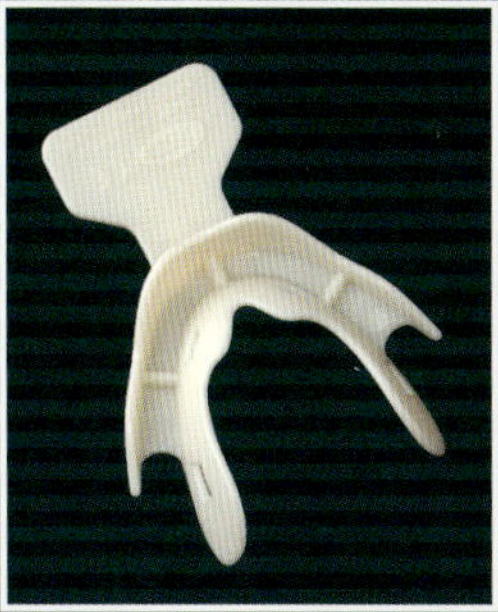

HI-TECHNICOL(GC)

2종류의 알지네이트 인상재

높은 유동성: AROMA FINE(GC)에 물을 20% 증량해 연화한다

낮은 유동성: HI-TECHNICOL(GC)에 물을 20% 감량해 연화한다

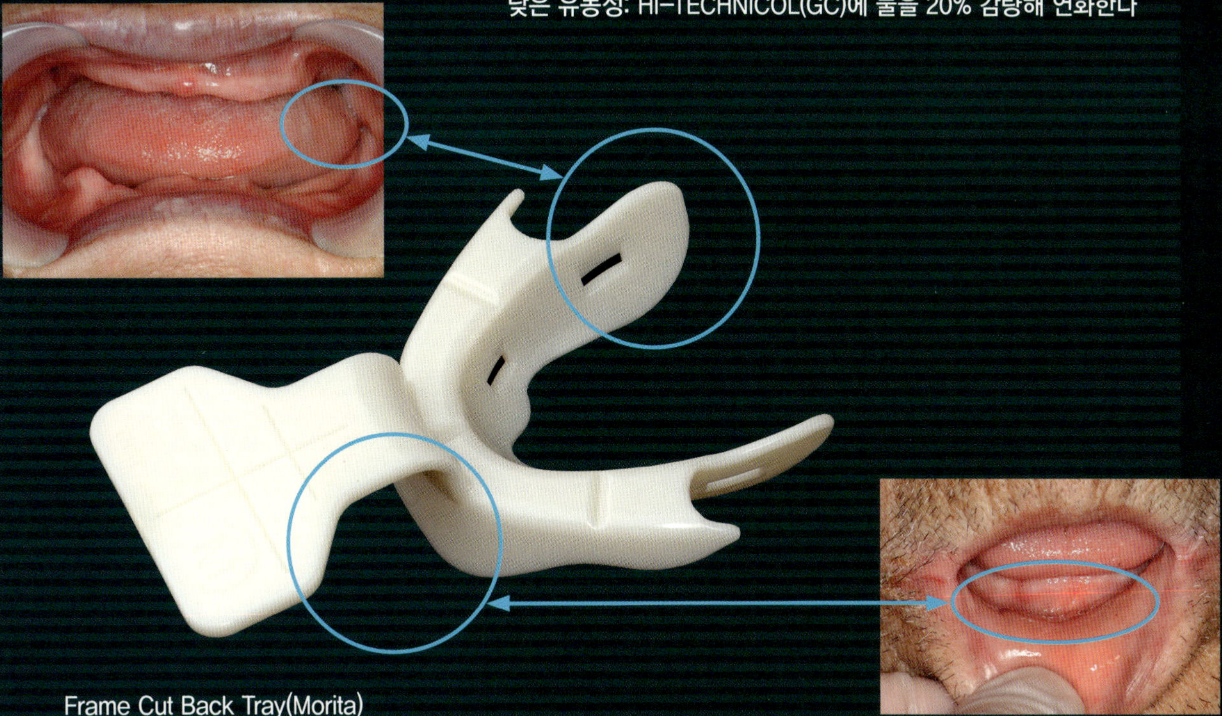

Frame Cut Back Tray(Morita)

혀의 측면과 retromolar pad의 설측 하방 해당부 사이, 아랫입술 설측 점막면과 하악 전치부 치조제 순면 사이를 열어 인상재를 주입한다. 칸막이가 있는 Frame Cut Back Tray(Morita)를 사용한다. 사이즈는 M과 L이 있다.
전치부 치조제 순면에 트레이 앞쪽 끝을 배치했을 때 트레이 뒤쪽 끝이 혀의 측면과 retromolar pad 설측 하방 해당부 사이에 오는 크기를 선택해 시적한다.

4 예비 인상 술식

1 표시하기

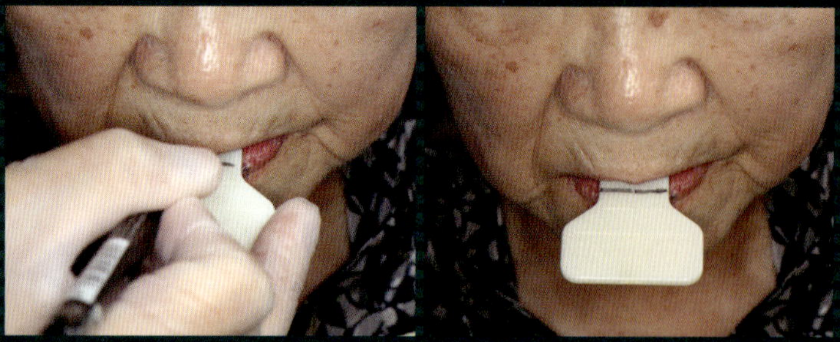

트레이를 시적하고 매직으로 윗입술의 위치를 트레이 손잡이에 표시한다.

2 타액 닦기

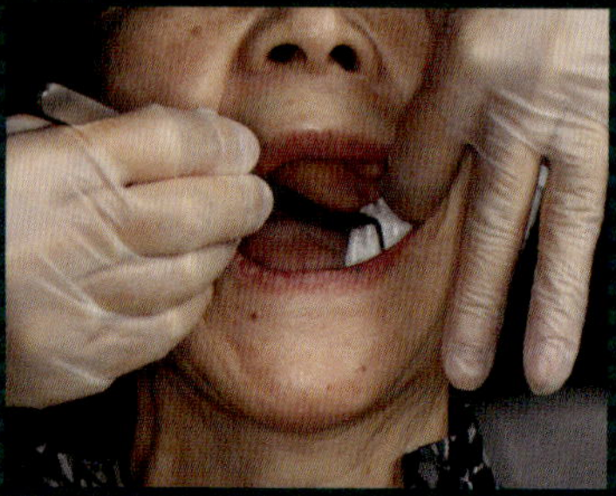

거즈로 타액을 닦는다.

3 유동성이 높은 알지네이트 인상재 주입하기

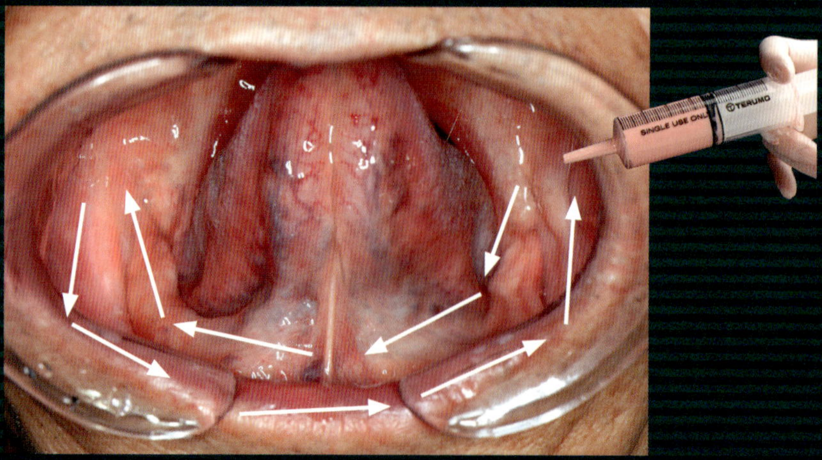

구강 내부 전체를 에워싸듯 충분히 주입한다.

4 트레이 삽입하기

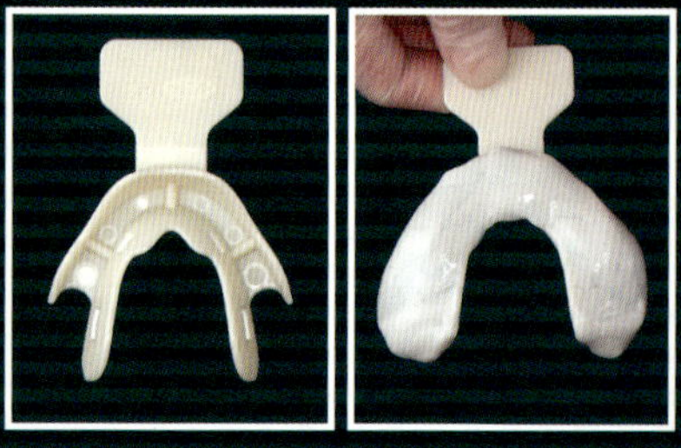

트레이에 유동성이 낮은 알지네이트 인상재로 채운다.

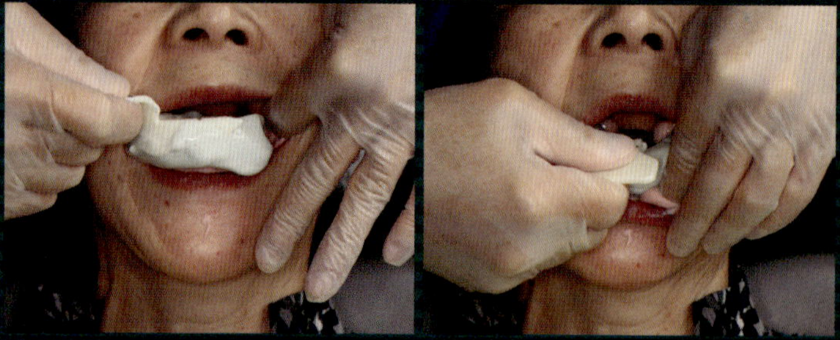

5 트레이 전방부 누르기

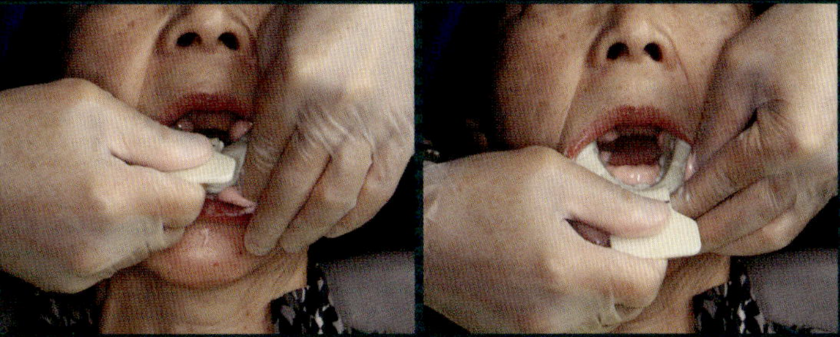

6 혀를 내밀었다가(메롱) 집어넣고 7초간 정지

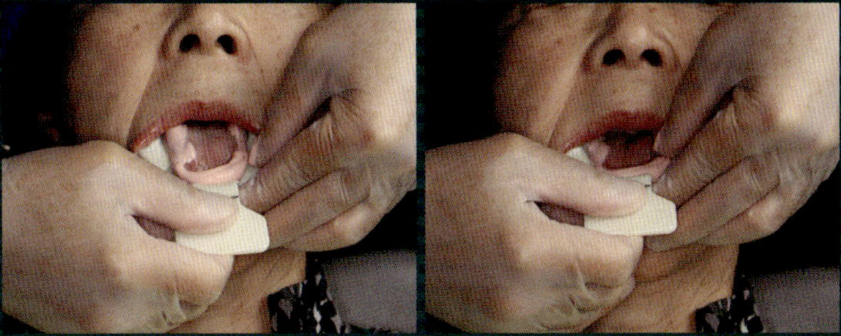

7 트레이를 구치부에 압접한다

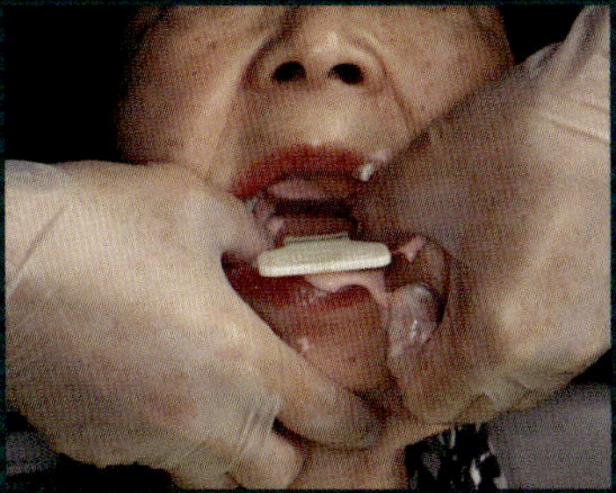

8 윗입술을 올리면서 폐구한다

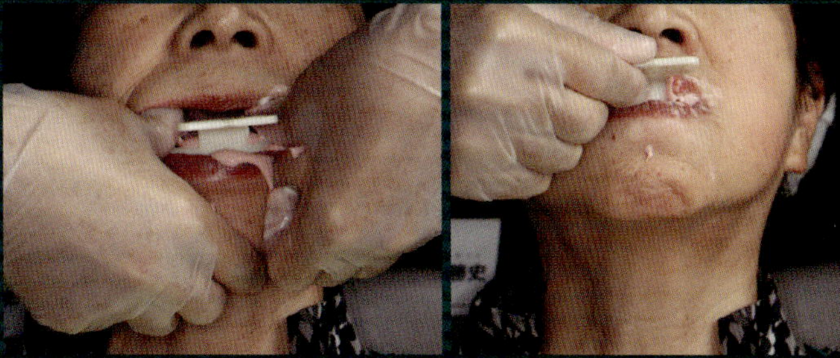

9 뺨을 쓸어올린다

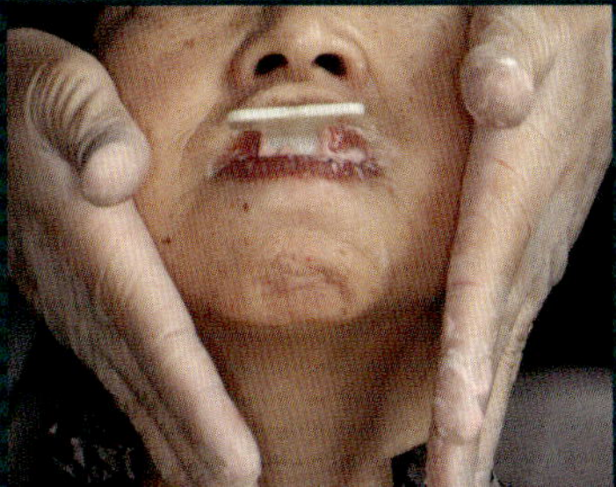

10 트레이 위치를 조정한다

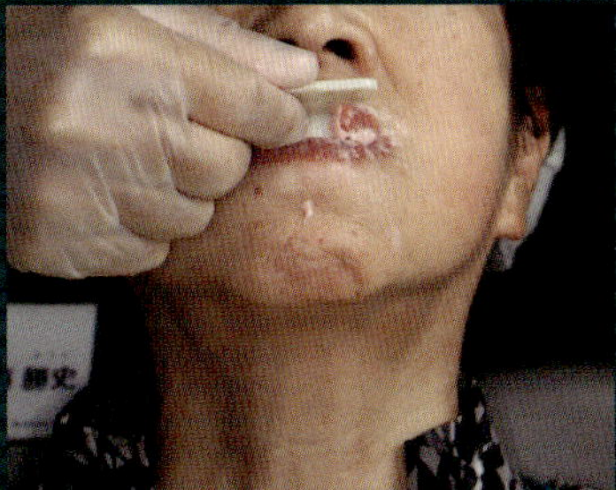

4 예비 인상 술식의 해설

유동성이 높은 알지네이트 인상재를 주입한다

하악 치조제의 시야를 확보하기 위해 환자를 눕히고 후방에 비스듬히 선다. 이 위치에서 예비 인상을 채득한다. 유동성이 높은 알지네이트 인상재를 시린지에 넣고 구강 내에 주입한다.

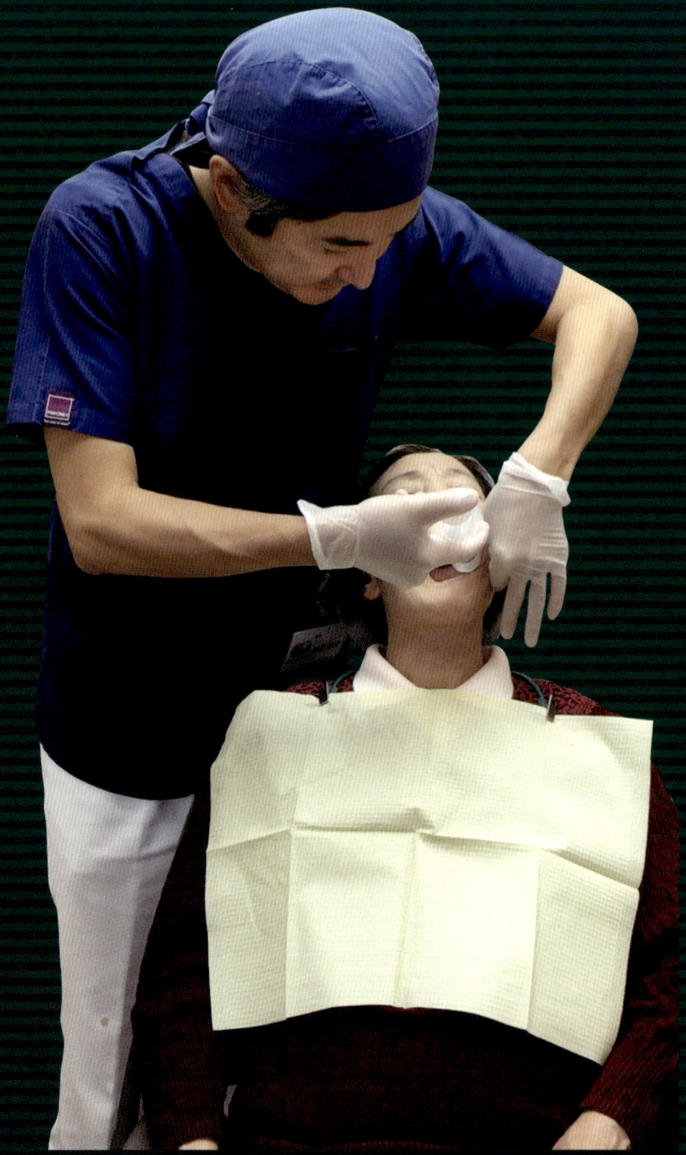

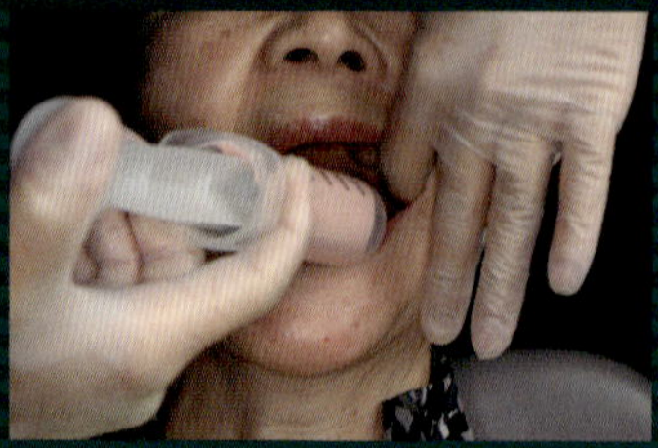

좌측 retromolar pad부터 시작해 후악설골근와에 주입

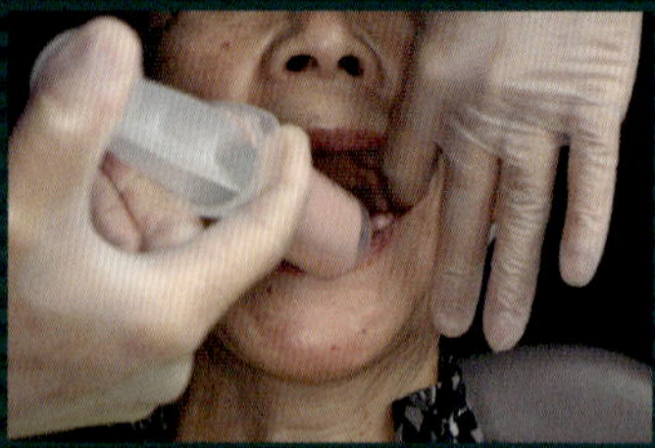

설하주름부는 좌측에서 우측으로

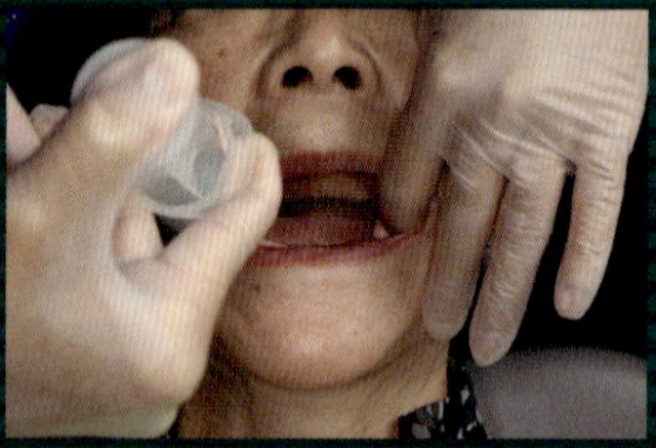

후악설골근와부터 우측 retromolar pad로 주입

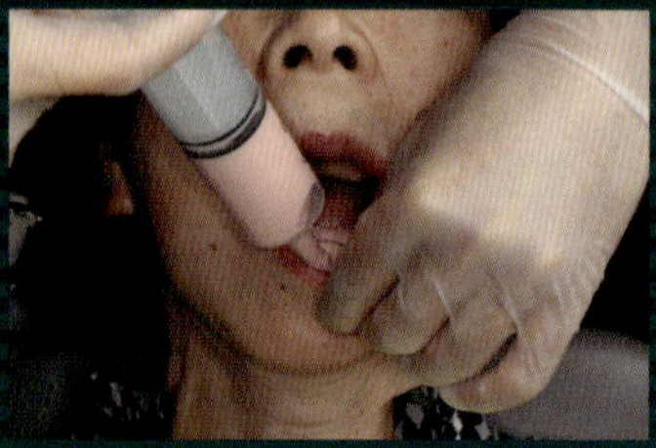

우측 협측, 순측, 좌측 협측 치은협 이행부로

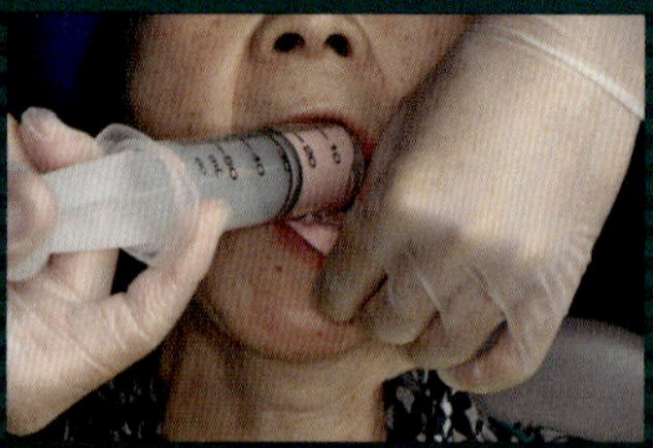

좌측 retromolar pad로 돌아온다

트레이 삽입

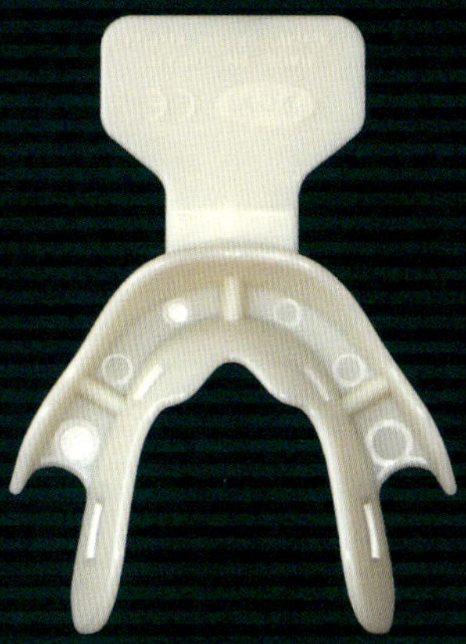

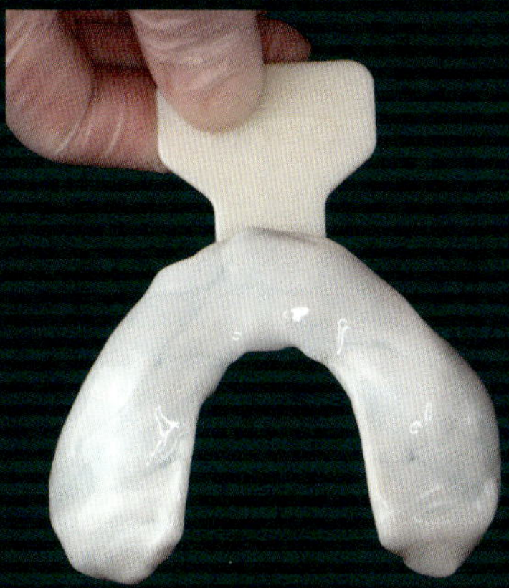

트레이에 유동성이 낮은 알지네이트 인상재를 채운다. 프레임이 없는 retromolar pad부에도 축성한다.

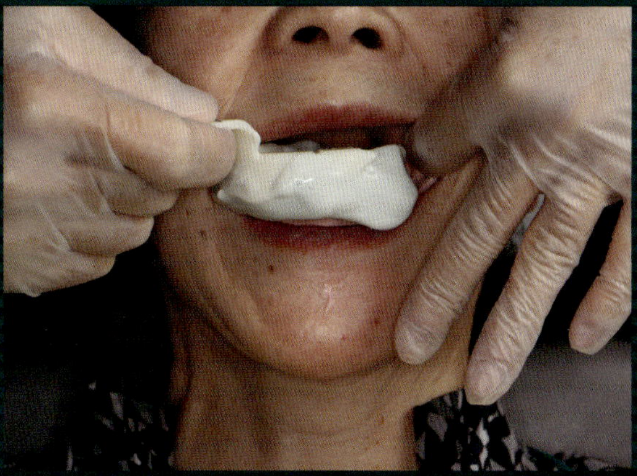

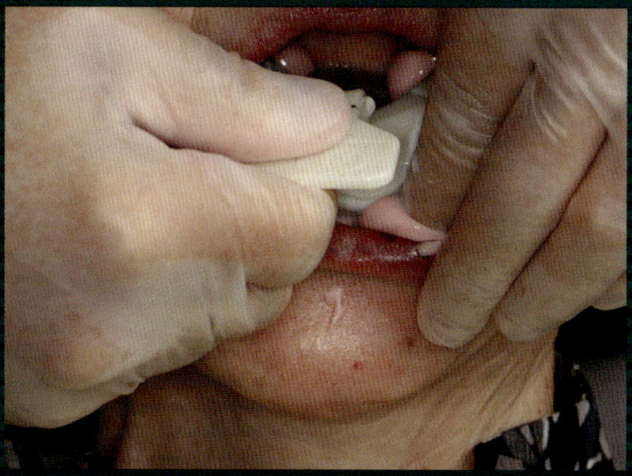

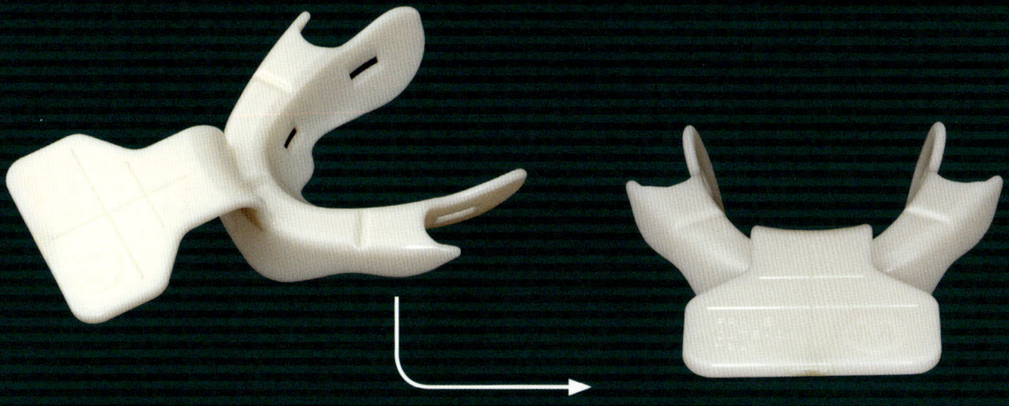

구각에 트레이 옆을 걸고 90˚ 회전시켜 구강 내에 삽입한다.

4

트레이 전방부 압접

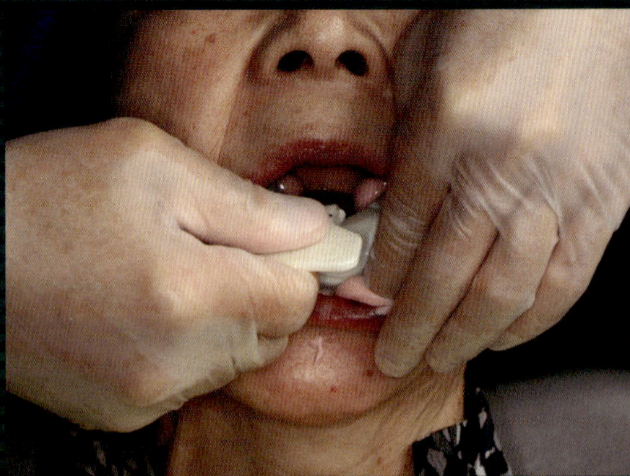

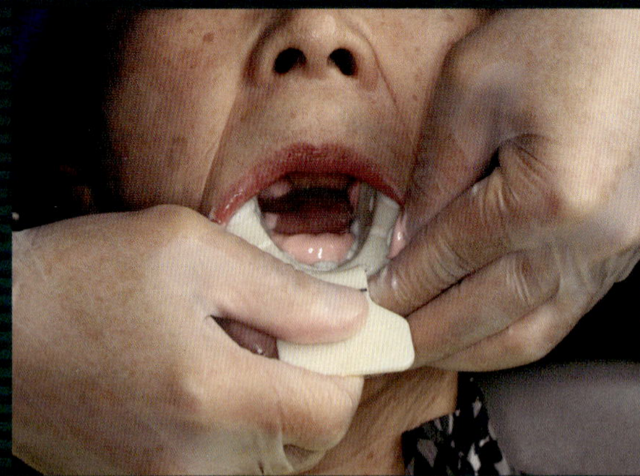

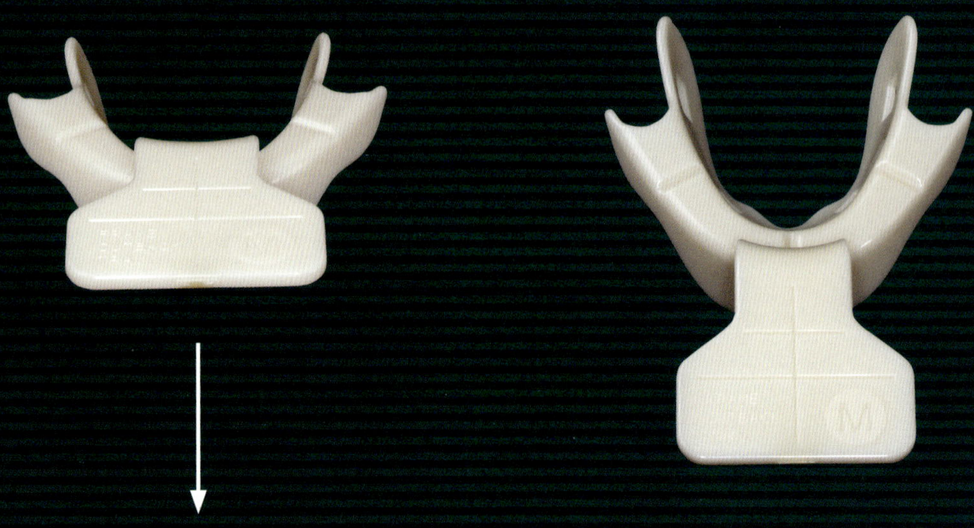

전치부 치조제를 보면서 트레이 전치부를 전치부 치조제에 밀어붙인다.
이때 트레이 구치부는 떠 있다.

허를 내밀었다가(메롱) 집어넣고 7초간 정지

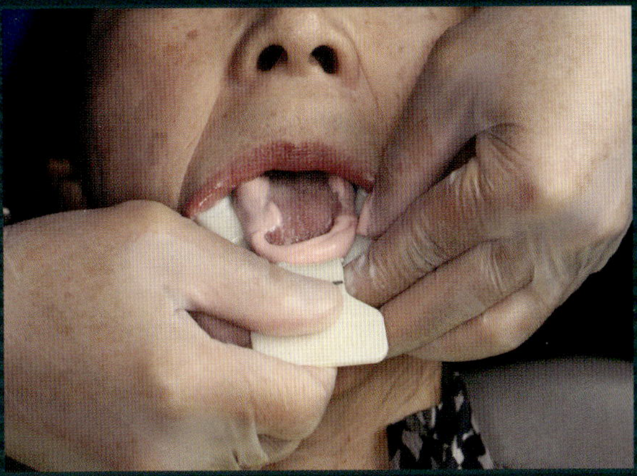

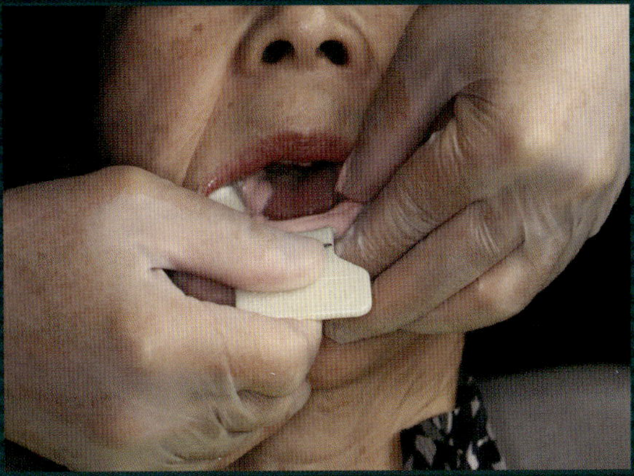

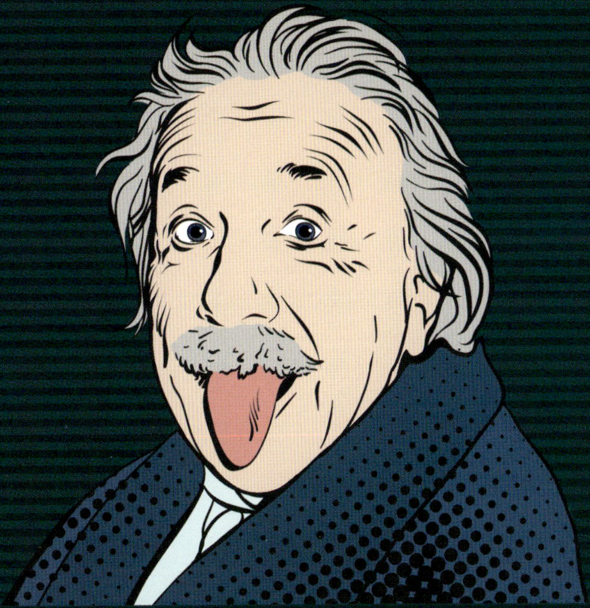

연하 후 설골이 5초간 움직임을 멈춘다고 하는데
구강저의 움직임이 진정되기를 기다리기 위해 7초간 정지한다.

4

트레이 구치부의 압접

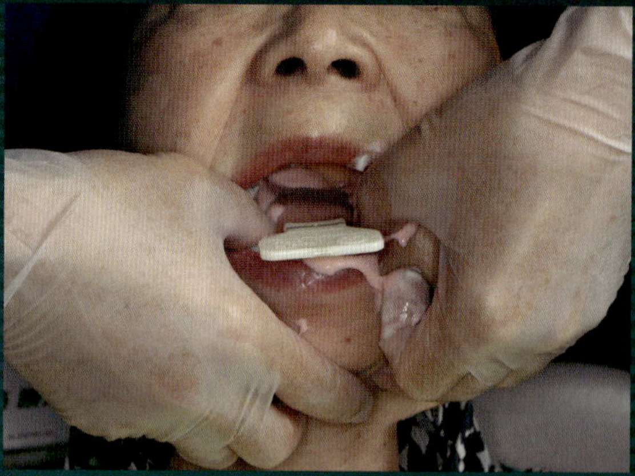

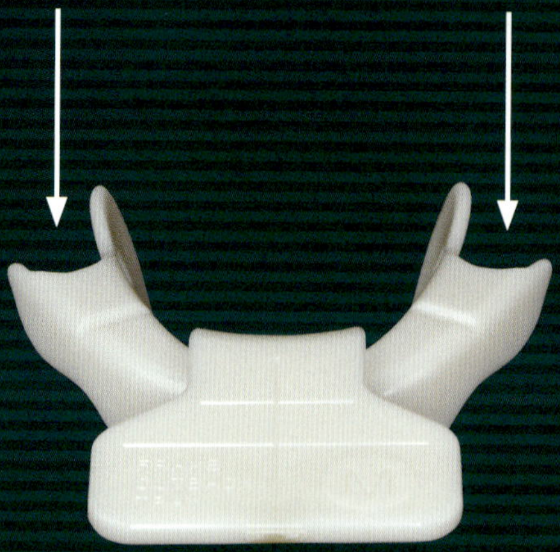

양손 엄지로 트레이 구치부를 압접한다.

윗입술을 올리면서 폐구

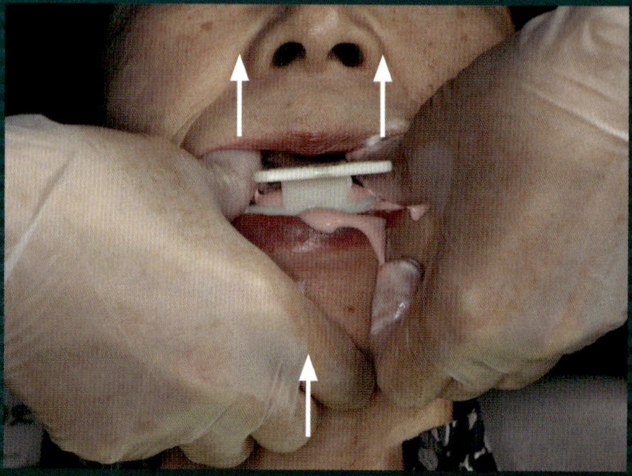

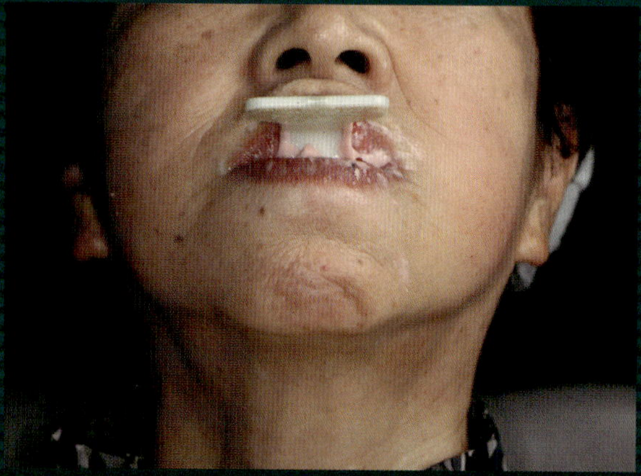

윗입술이 안쪽으로 말리지 않도록
이번에는 양손 엄지로 윗입술을 올리면서 천천히 폐구를 지시한다.

뺨을 쓸어올린다

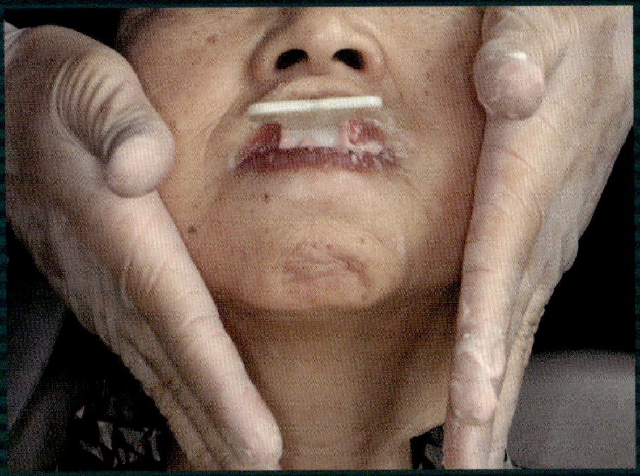

알지네이트 인상재의 무게로 뺨이 부풀어 오를 수 있으므로 뺨을 쓸어올린다.

트레이의 위치 조정

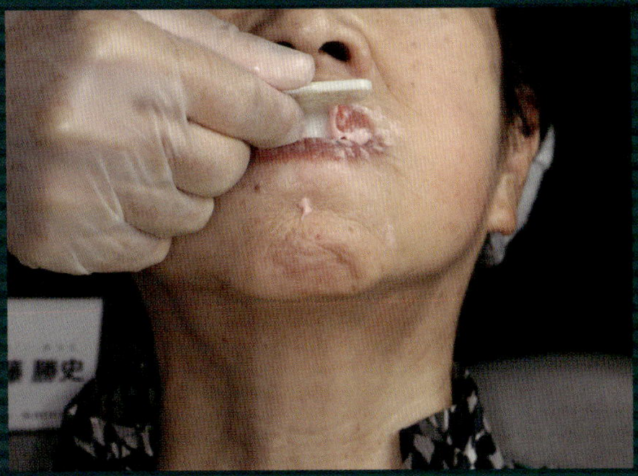

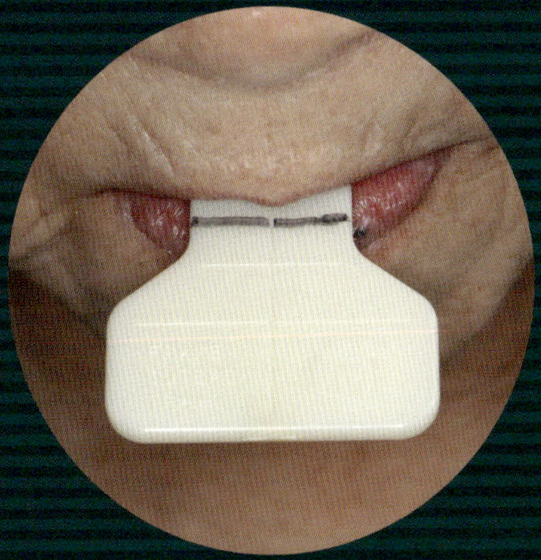

처음에 표시한 곳을 참고하면서 트레이의 위치를 조정하고 알지네이트 인상재가 경과하기를 기다란다.

4

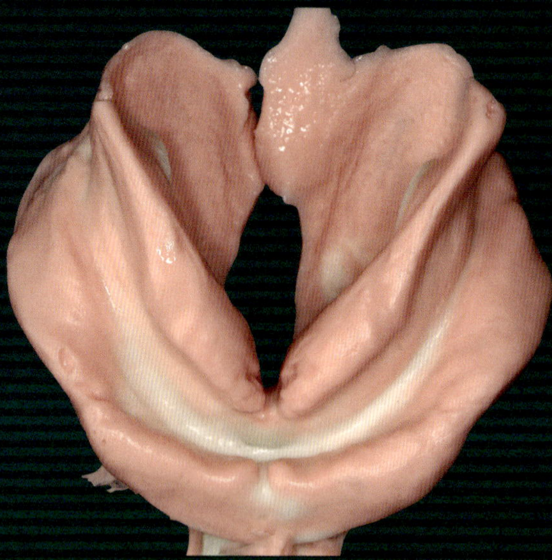

Cut Back Tray를 사용해서 채득한, 하악 안정위에서 있는 그대로의 구강 내 공간을 부드러운 알지네이트 인상재의 탄력만으로 완성한 인상. 유동성이 낮은 인상재로 유동성이 높은 인상재를 눌러 기포가 적은 인상체를 완성한다. 또한 유동성이 낮고 단단한 인상재가 석고 무게로 인한 인상의 변형에 저항한다.

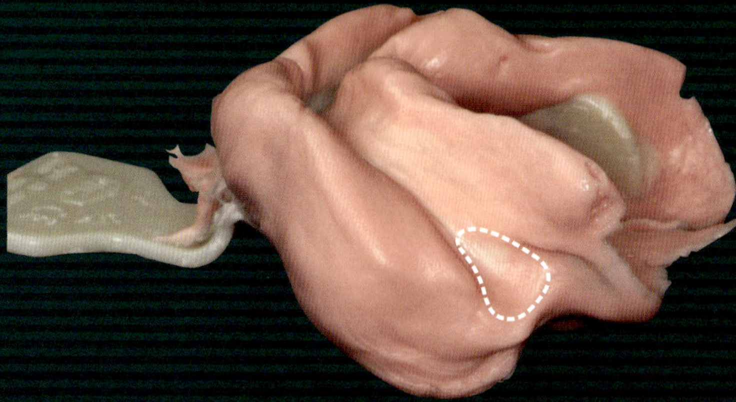

예비 인상에서 가장 중요한 것은 폐구 상태에서 설측으로 넘어간 retromolar pad의 채득이다. 그밖에 변연 형태는 정밀 인상으로 다시 채득한다. 그러나 수직으로 일어선 개구 상태의 retromolar pad를 인상하면 정밀 인상은 폐구 인상이므로 전혀 맞지 않는 형태의 개인 트레이로 채득하게 되고 변연 봉쇄가 불완전해진다.

This is Suction Denture!

Precision impression technique to compensate retruded tongue position

혀의 후퇴위를 고려한 정밀 인상법

혀가 후퇴위를 취하는 증례는 설측 첨가 과정을 추가합니다. 이 작업을 통해 80%의 증례에서 완전 흡착을 달성할 수 있습니다.

5

5 목적

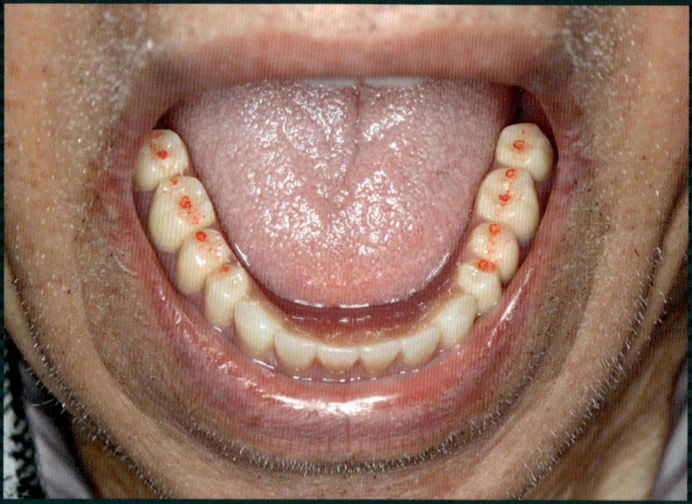

완성 의치가 들어간 상태의 구강 내 공간을 채득한다.

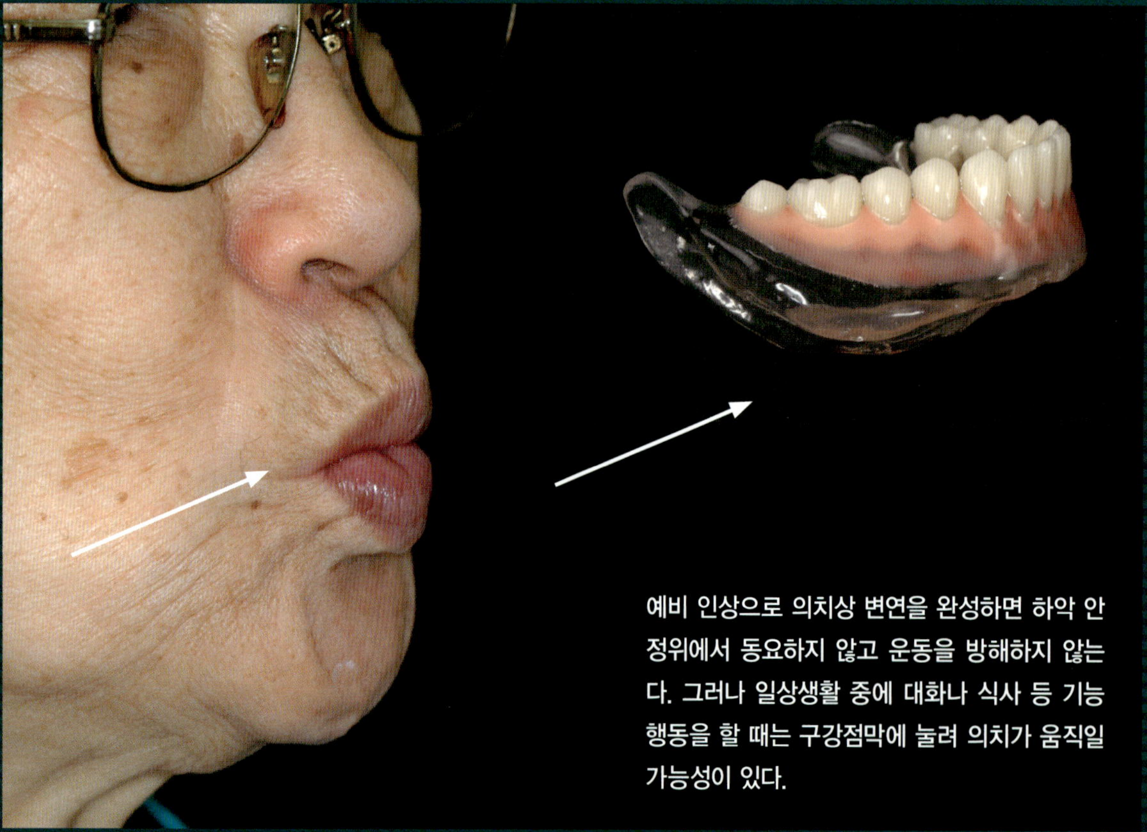

예비 인상으로 의치상 변연을 완성하면 하악 안정위에서 동요하지 않고 운동을 방해하지 않는다. 그러나 일상생활 중에 대화나 식사 등 기능 행동을 할 때는 구강점막에 눌려 의치가 움직일 가능성이 있다.

Wax rim이 있는 개인 트레이 제작법

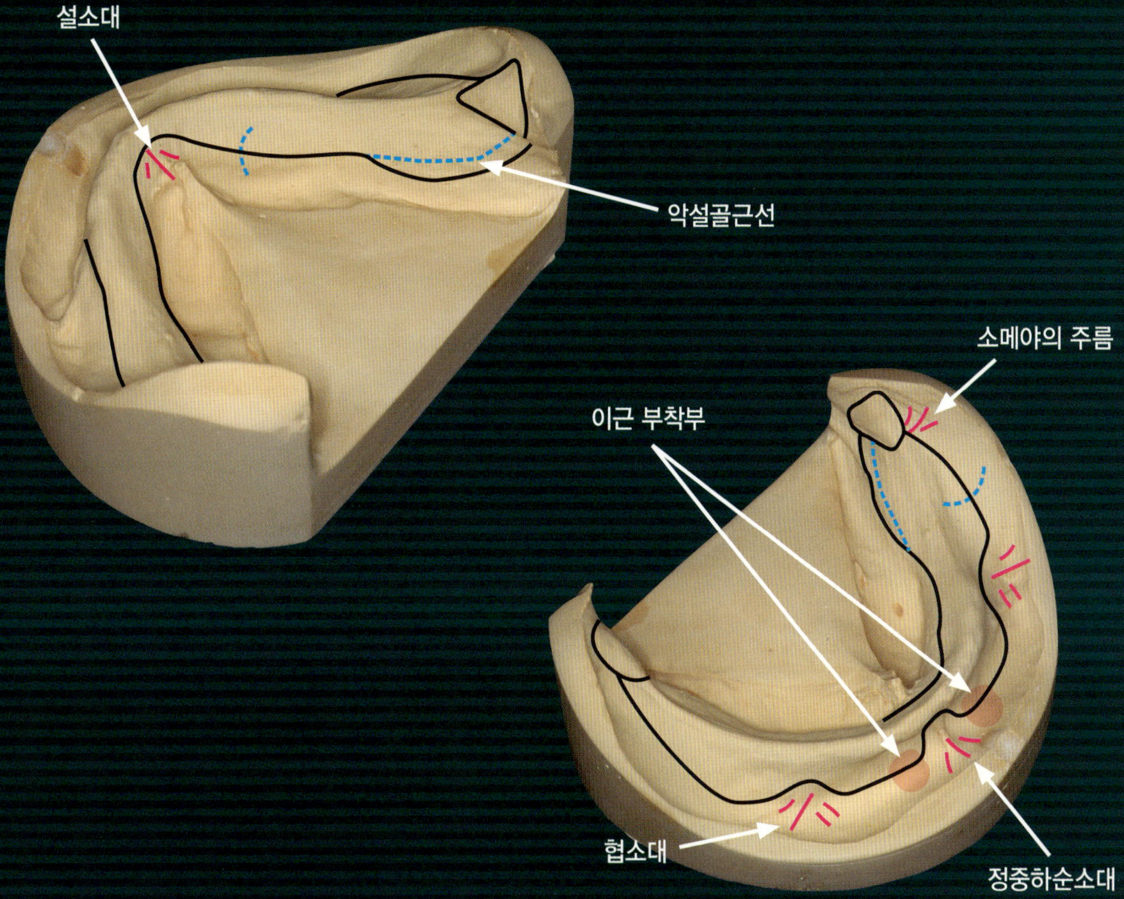

Wax rim이 있는 개인 트레이의 외형선

협측	협소대와 소메야의 주름을 피해 치은협이행부 최하점
순측	정중하순소대를 피해 치은협이행부 최하점에서 2mm 위. 이근 부착부가 보이면 relief한다.
설측 전방	설소대를 피해 가장 볼록한 곳
악설골근선부	악설골근선을 2~3mm 지난다.
Retromolar pad부	전체를 덮는다.

5

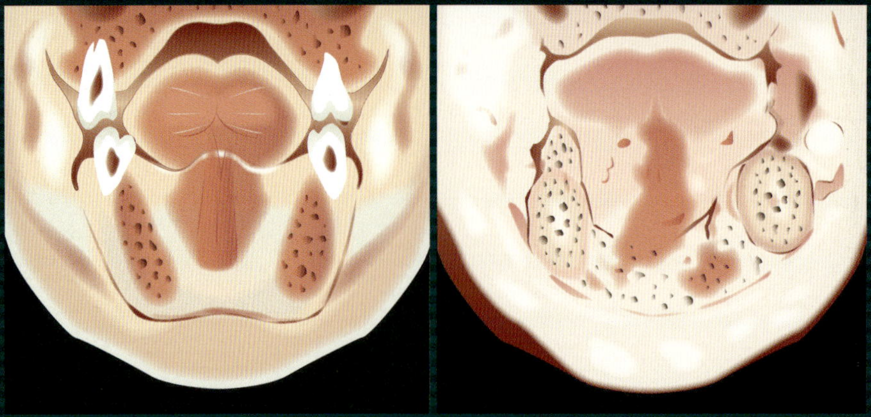

치열이 없으면 혀와 협점막이 치조제 쪽으로 넘어지므로 유사 치열인 wax rim을 위치시켜야 한다.

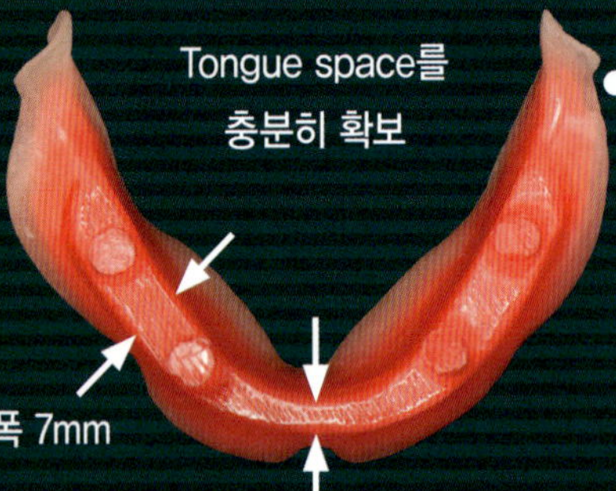

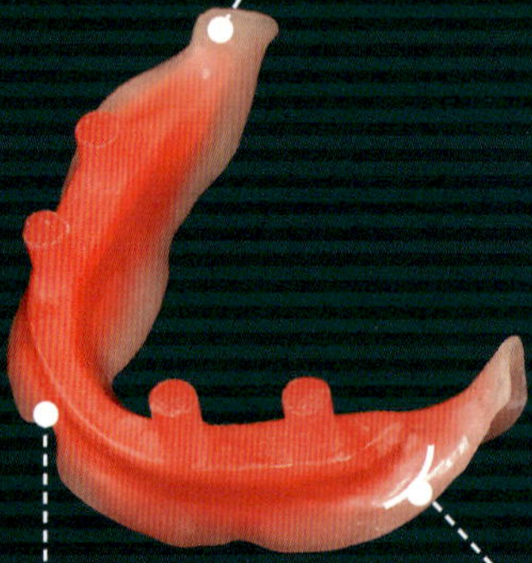

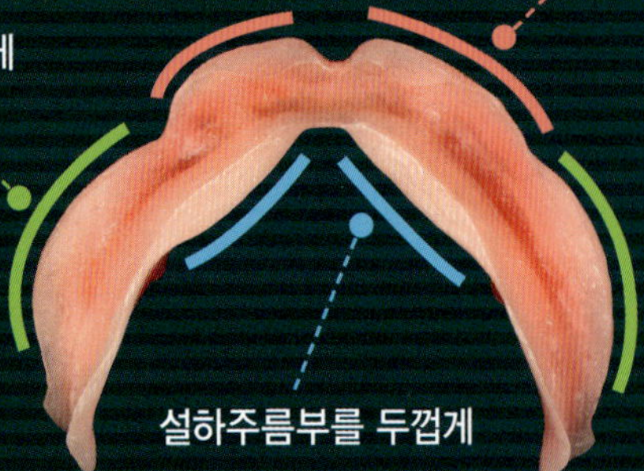

부분적으로 1~2mm 두께를 상에 부여한다.

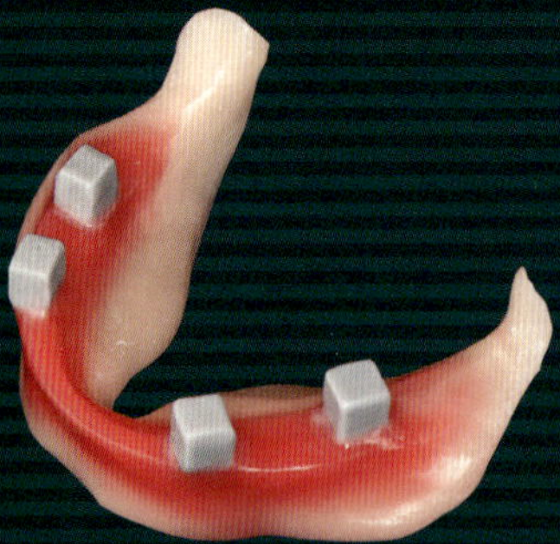

씹는 힘이 강한 증례는
인레이 왁스로 사각 돌기를 제작한다.

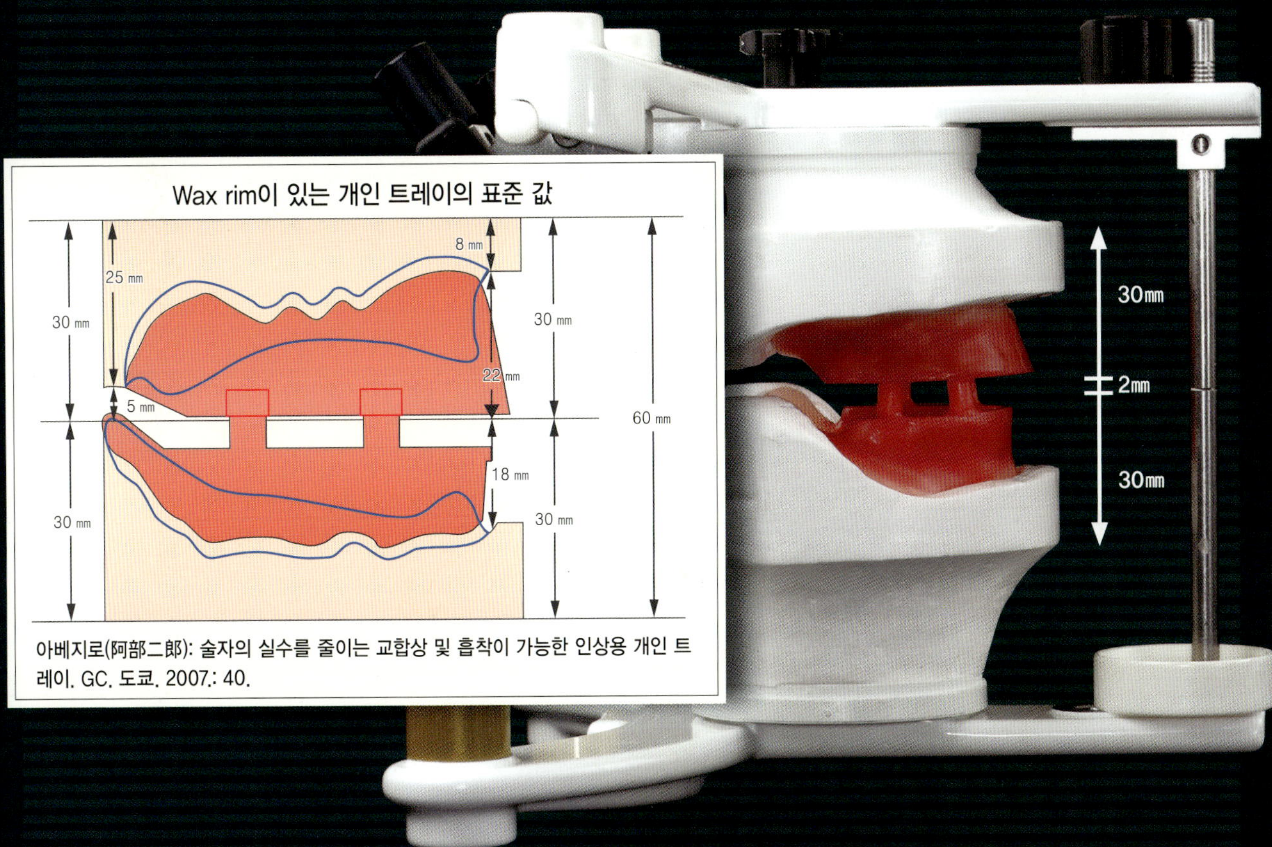

아베지로(阿部二郎): 술자의 실수를 줄이는 교합상 및 흡착이 가능한 인상용 개인 트레이. GC. 도쿄. 2007.: 40.

표준 값으로 개인 트레이를 제작하고 연화되는 분량만큼 2mm를 추가해 돌기를 제작한다.

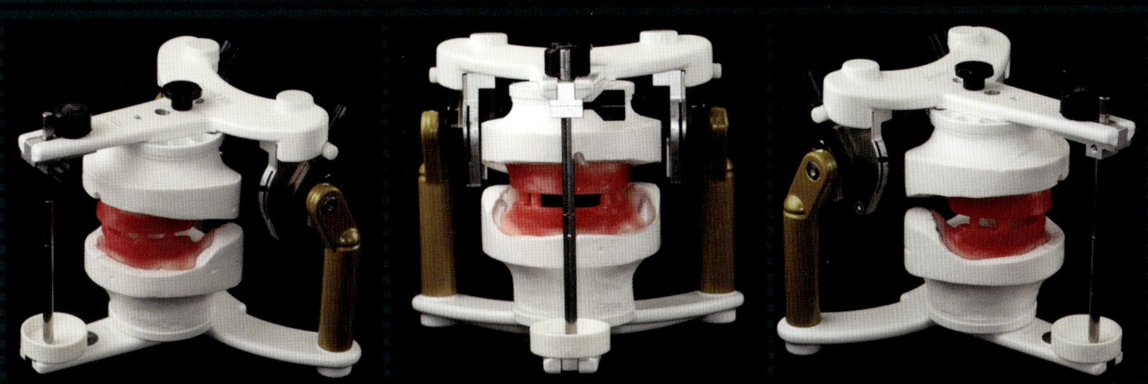

5 Wax rim이 있는 개인 트레이로 진행하는 '임시' 교합 채득

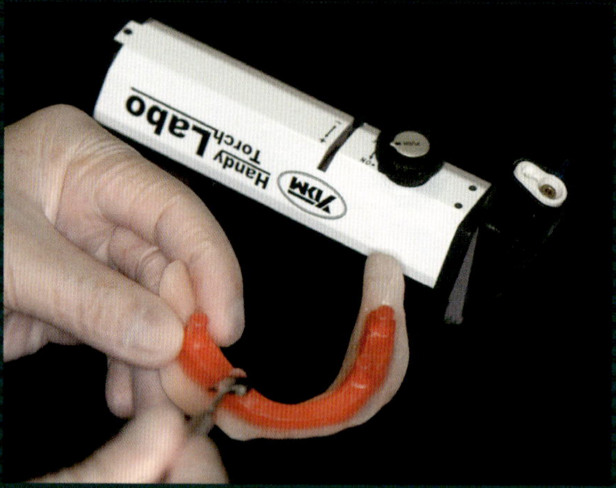

Wax rim에 부여한 4개의 돌기를 달군 스파튤러로 연화해 임시 교합 채득한다.

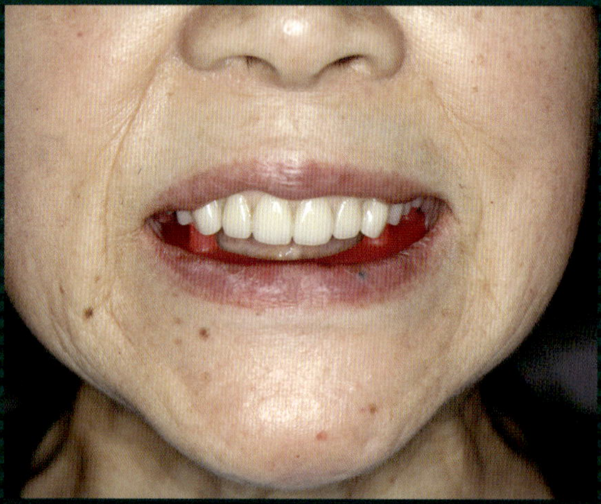

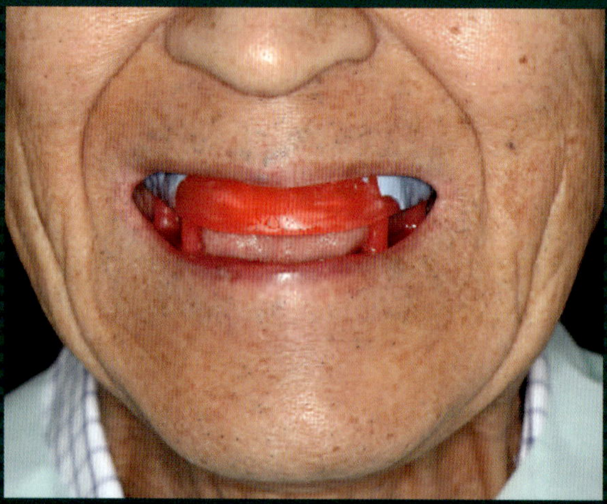

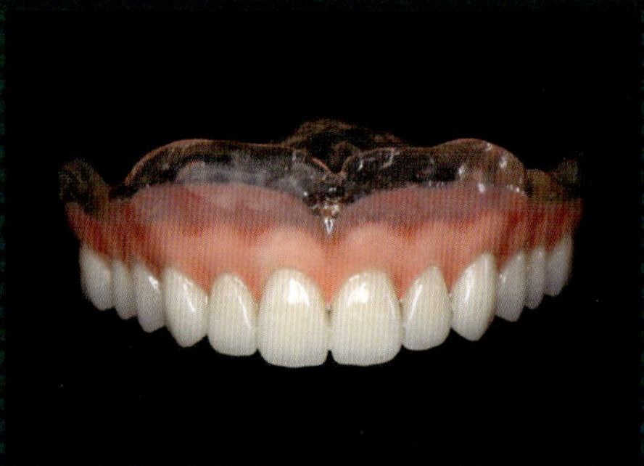

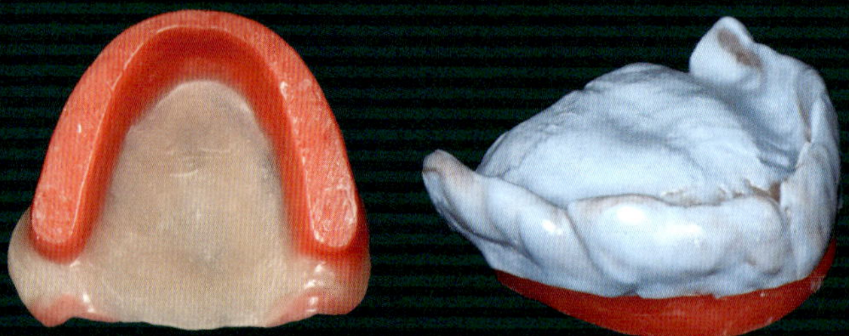

대합은 기존 의치든 wax rim이 있는 개인 트레이든 실리콘 인상 채득 후 wax rim이 있는 개인 트레이로도 가능하다.

정밀 인상의 개념

의치의 외형선

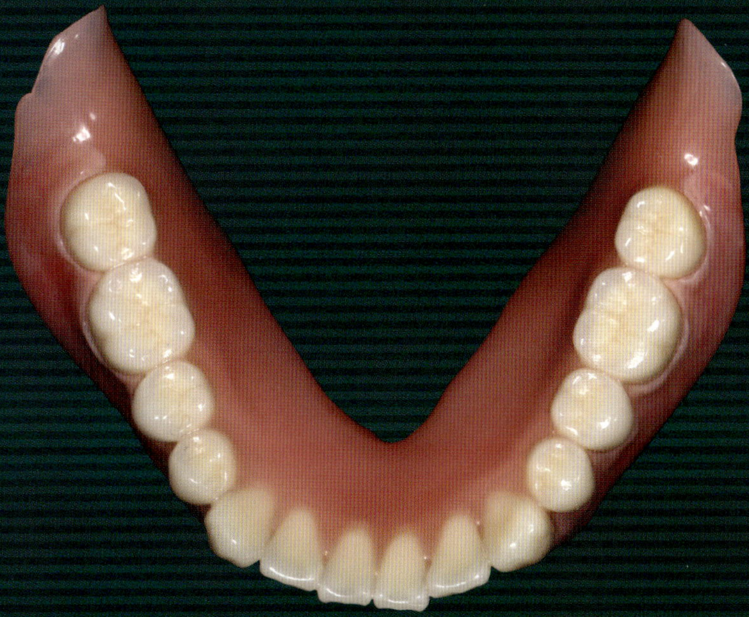

구강의 표면점막
- ❶ 저작점막(비가동점막)
- ❷ 피복점막(가동점막)
  - 기능 운동 중에
    - A 움직이는 가동점막
    - B 거의 움직이지 않는 가동점막

❶ 저작점막(비기능점막) 과
❷ 피복점막(가동점막) 중에 기능 운동 시
B 거의 움직이지 않는 가동점막

- 구강의 표면점막
  - ❶ 저작점막(비가동점막)
  - ❷ 피복점막(가동점막)
    - 기능 운동 중에
      - A 움직이는 가동점막
      - B 거의 움직이지 않는 가동점막
        - 알 수 있다
        - 알 수 없다

개인 트레이의 외형선

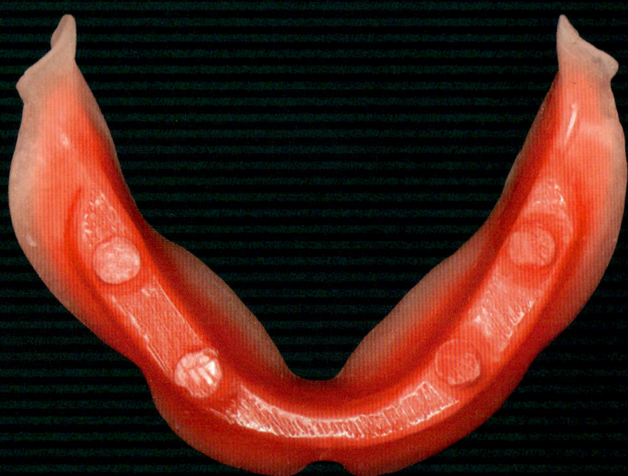

❶ 저작점막(비가동점막) 과 ❷ 피복점막(가동점막) 중에 기능 운동 시 B 거의 움직이지 않는 가동점막 중에 거의 움직이지 않는다고 알고 있는 부분

예비 인상 외형선과 개인 트레이 외형선 사이의 간극

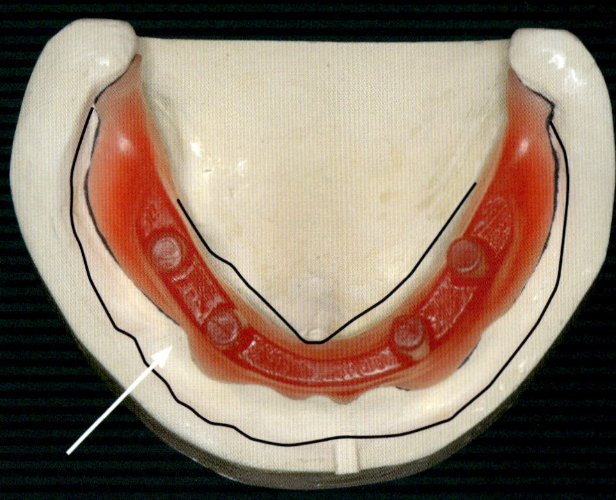

이 간극은 ❷ 피복점막(가동점막) 중에 기능 운동 시 움직임의 유무를 알 수 없는 곳. 환자의 구강 내에 인상재를 주입하고 기능 운동을 시켜 판단한다.

기능 운동의 의미

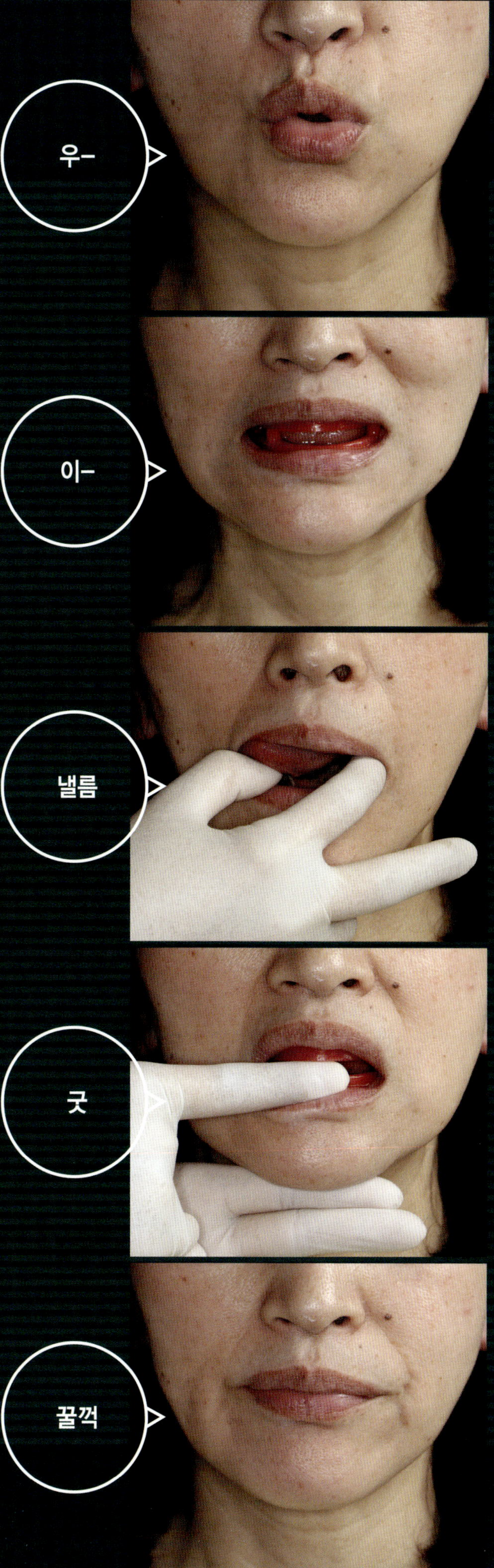

협소대의 움직임을 포함해
순협측 점막의 움직임

외측 운동

내측 운동

혀 운동과 악설골근 긴장 시
구강저의 점막 형태

연하 중에 이근이 수축해
아랫입술부 점막의 움직임을 포함해
하악 전체 점막의 움직임

전체 움직임

5 정밀 인상법

정밀 인상의 흐름

1차 인상

흡착 검사

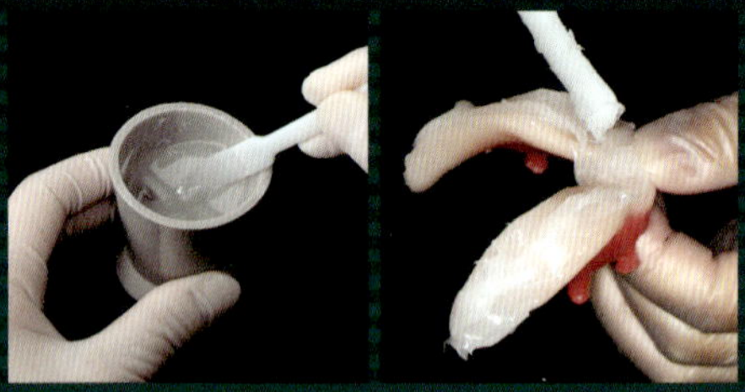

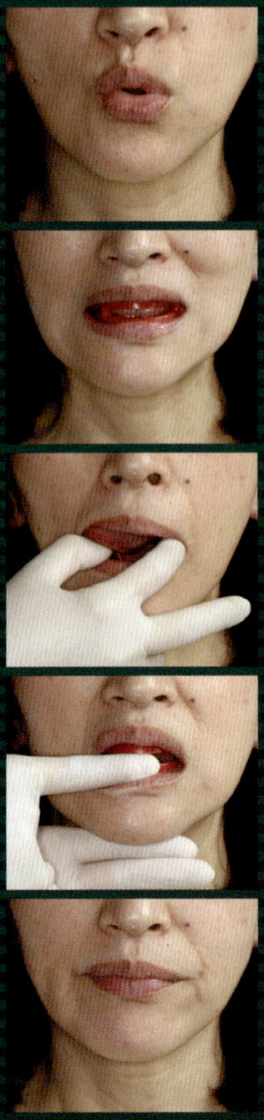

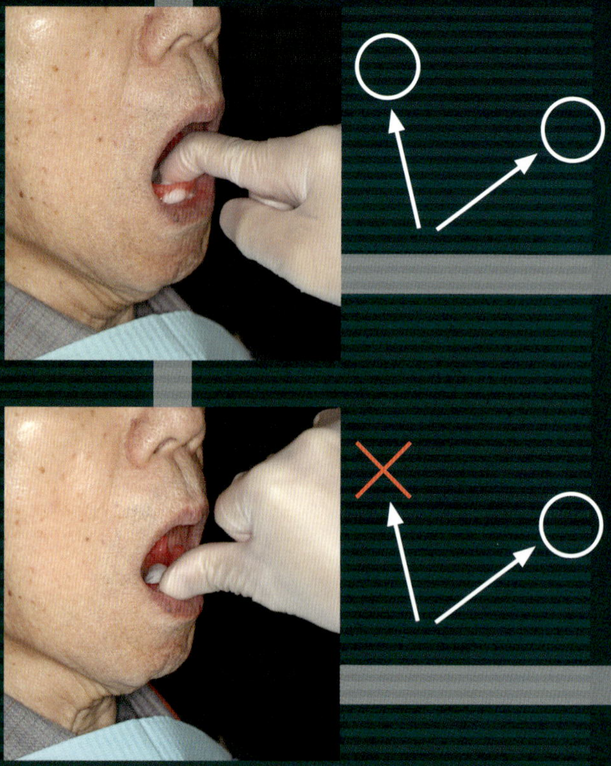

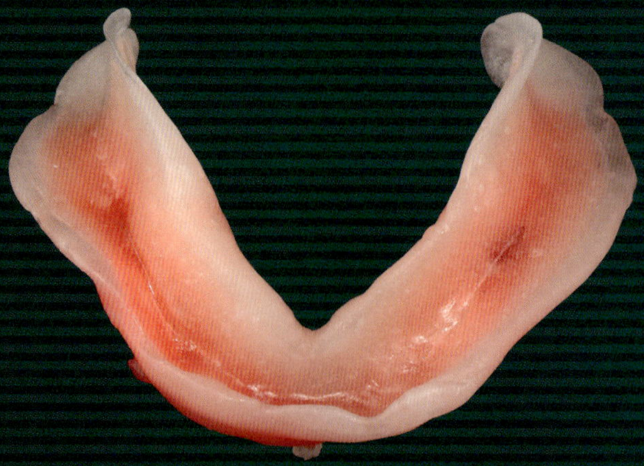

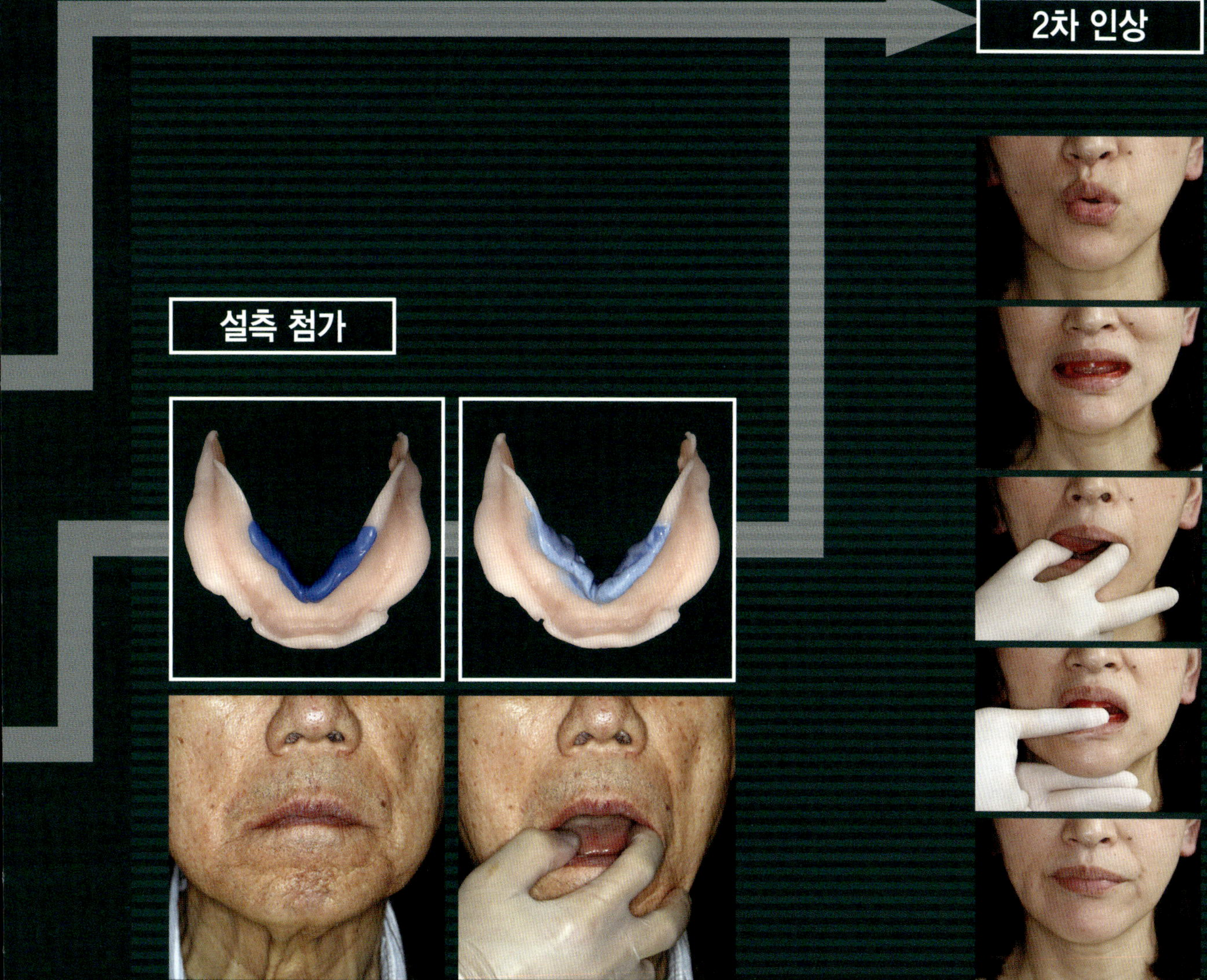
2차 인상
설측 첨가

5

설측 첨가의 개념

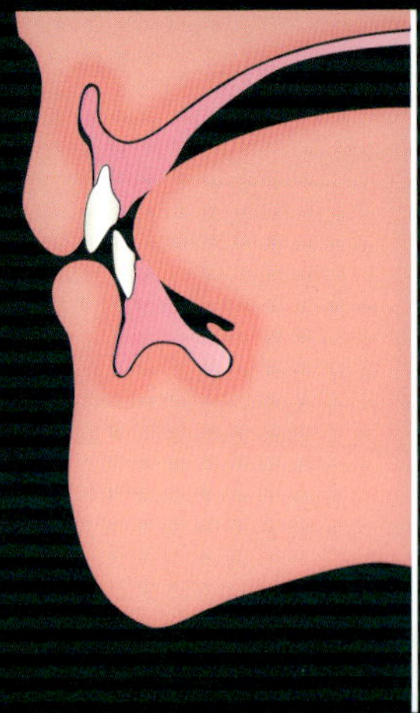

폐구 시 혀가 전방에 있는 정상위를 취한다.

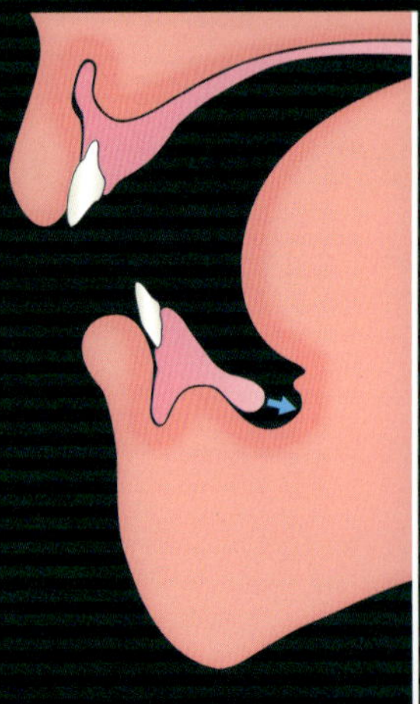

개구 시 혀가 후퇴위를 취하면 설하주름도 후방으로 당겨져 결과적으로 구강저가 내려가고 누출이 발생하기 쉽다.

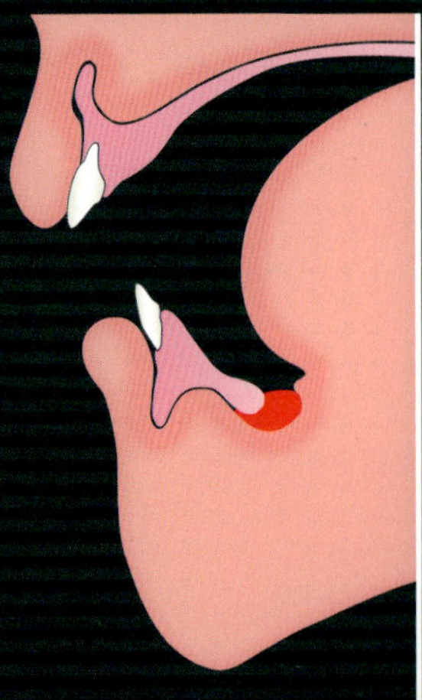

개구 시 혀가 후퇴위를 취할 수 있는 설하주름부의 공간을 채우기 위해 1차 정밀 인상체에 실리콘 인상재로 설측을 첨가한다. 이렇게 하면 개구해도 변연 봉쇄가 완성되어 흡착이 가능해진다.

1차 인상

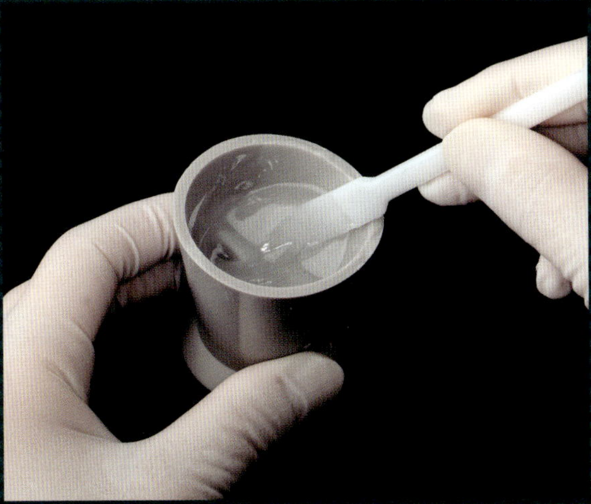

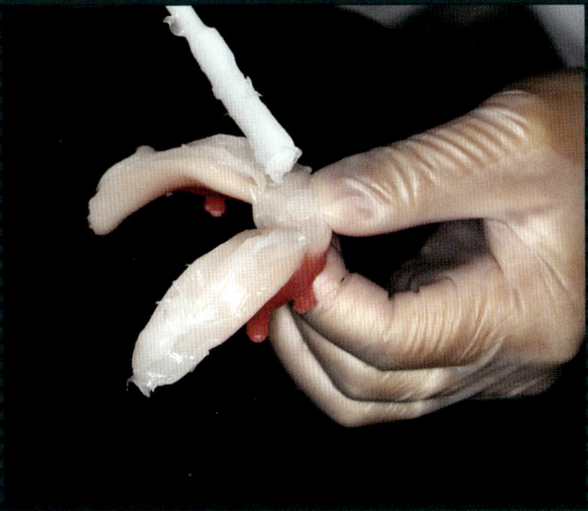

GC Soft Liner

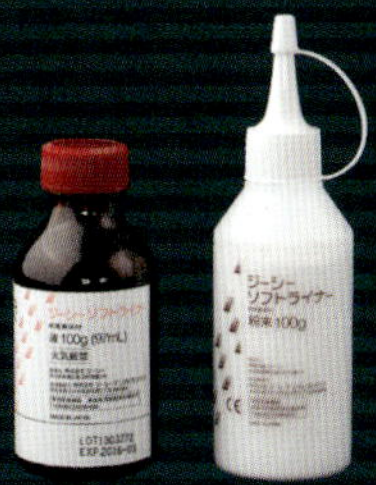

분말:액체 = 10:7

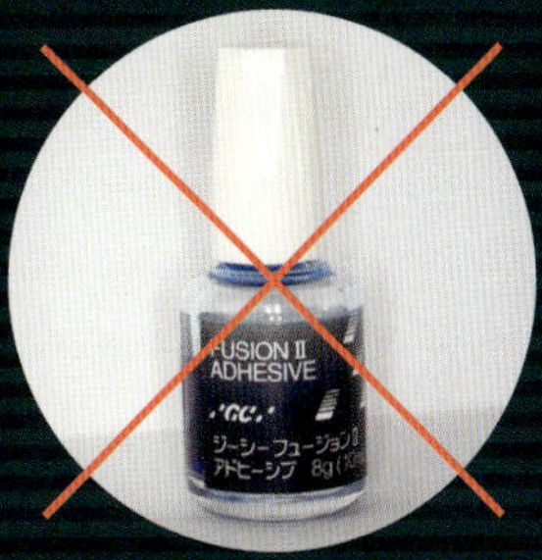

기능 인상재 Soft Liner(GC)를 개인 트레이 전체에 도포하고 폐구 기능 인상을 채득한다. 분말과 액체의 비율은 탄력을 높이기 위해 '10:7'로 조절한다. 접착제는 필요 없다.

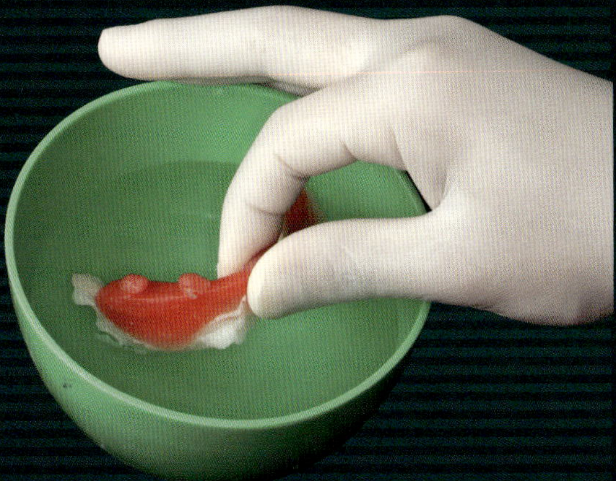

달라붙지 않도록
따뜻한 물을 묻혀 구강 내에 가져간다.

5

기능 운동

(1~2세트)

우-

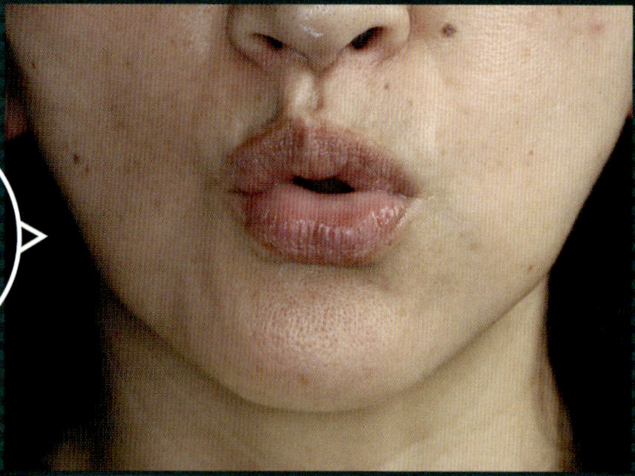

입을 뾰족하게 만든다

이-

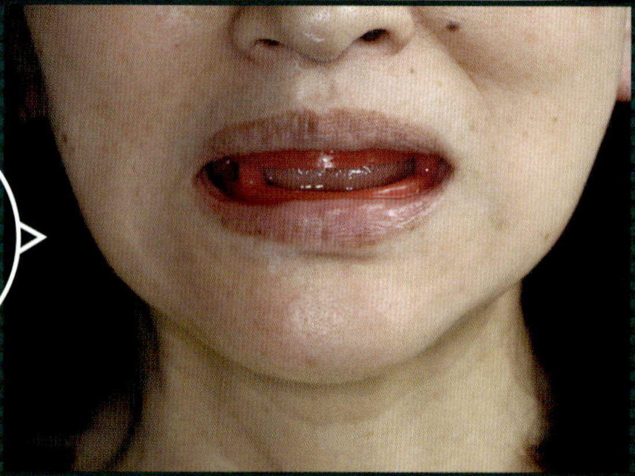

입꼬리를 올린다

우-

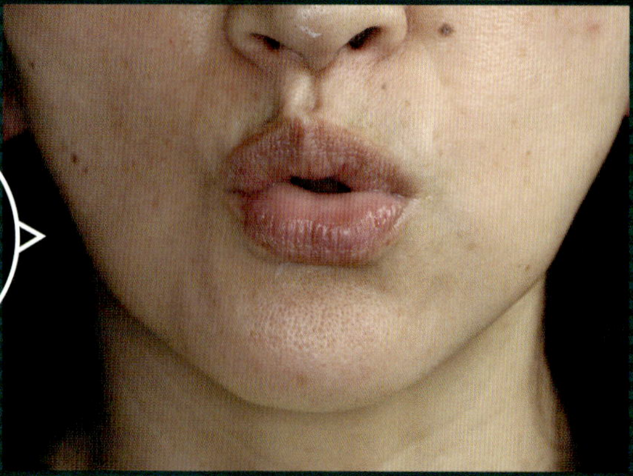

입을 뾰족하게 만든다

이-

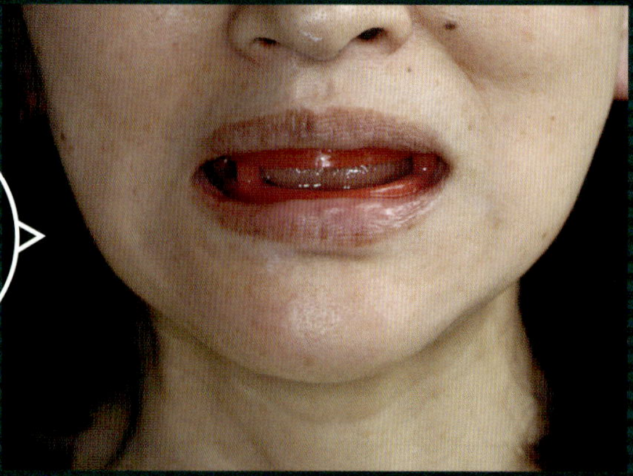

입꼬리를 올린다

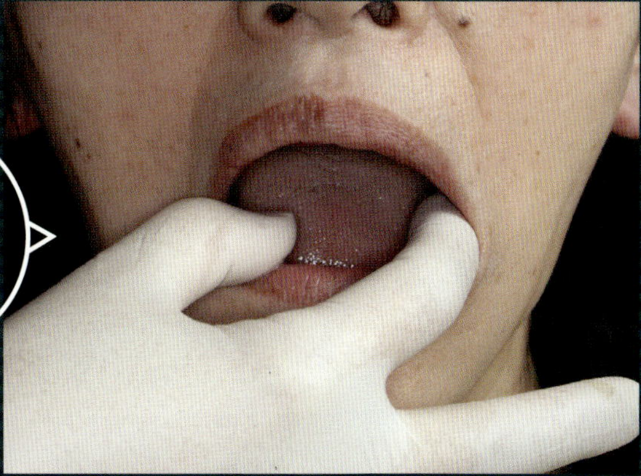

아-

입을 벌린다

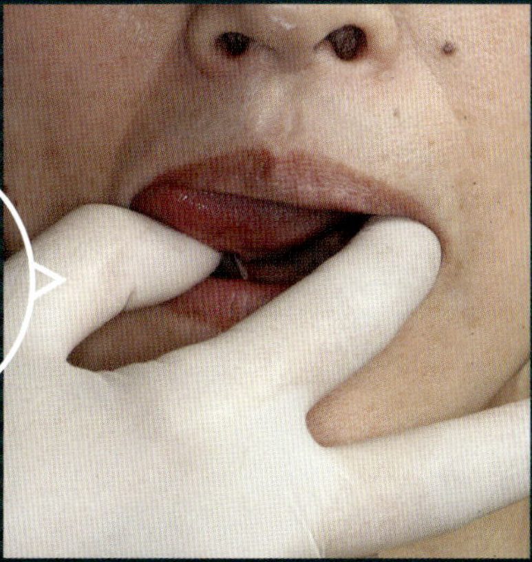

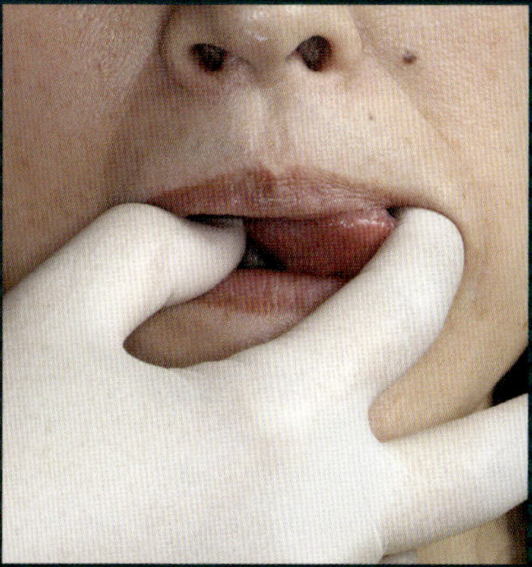

낼름낼름

윗입술을 핥는다

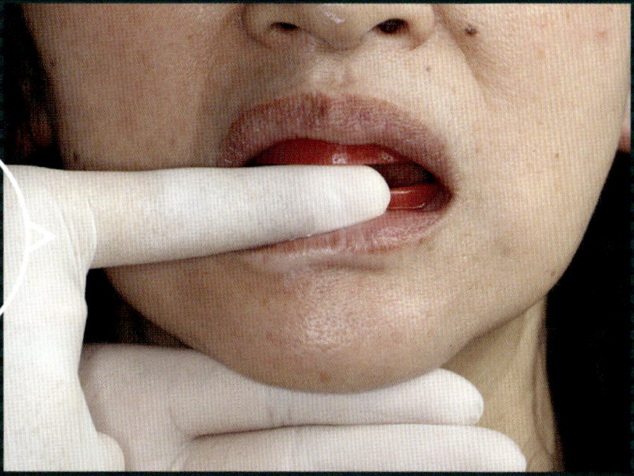

굿

술자의 손가락으로 민다

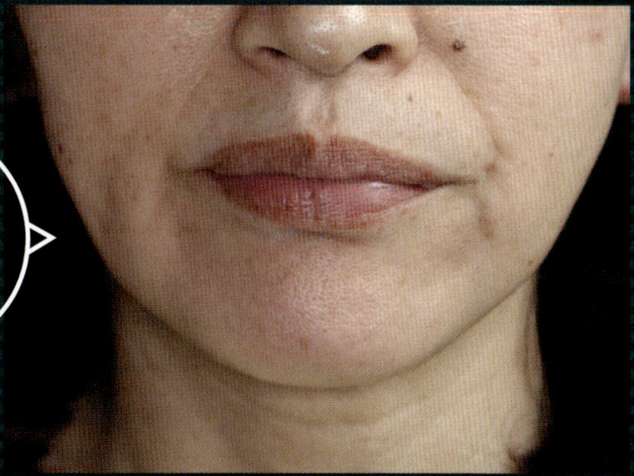

꿀꺽

삼킨다

5

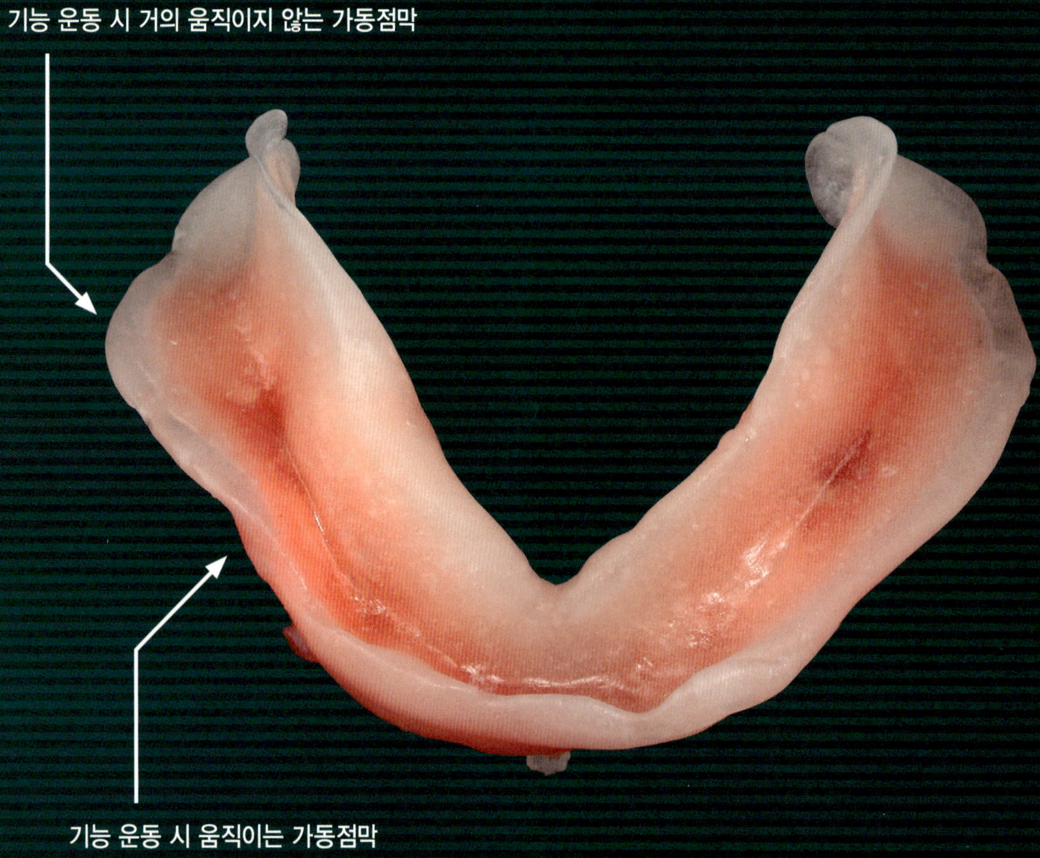

기능 운동 시 점막의 움직임을 배제하고 남은 형태이다.
이 시점에 흡착의 가능 여부가 결정된다.

흡착 검사

전치부 wax rim을 밀거나 당겨 검사한다.
밀거나 당겨도 탈락하지 않으면 완전 흡착이다. 2차 인상에 들어간다.
당겼을 때 변화가 없지만 밀었을 때 이탈하는 증례는 설측 첨가에 들어간다.

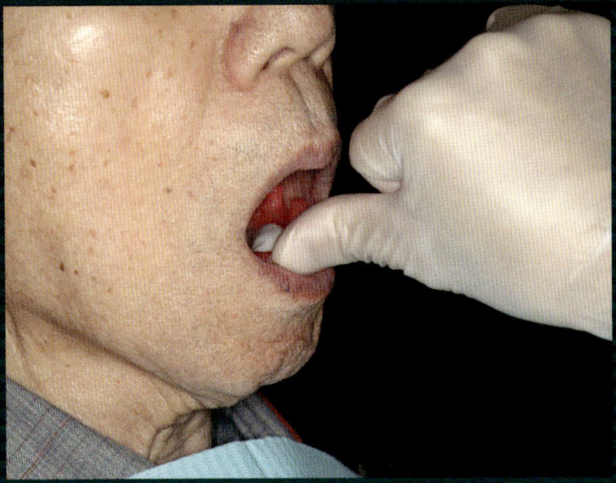

○ 밀기

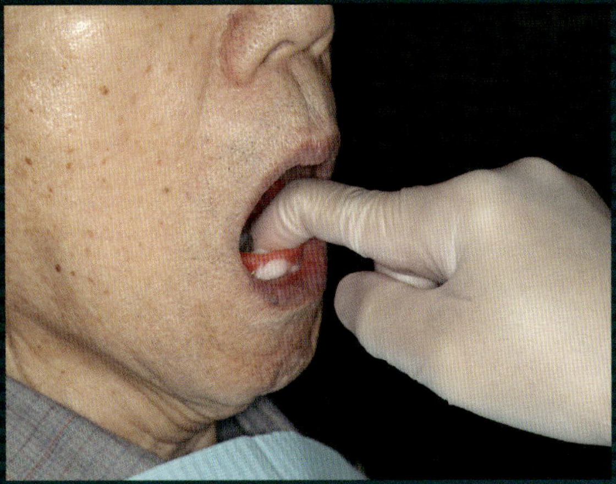

○ 당기기

≫ **2차 인상**

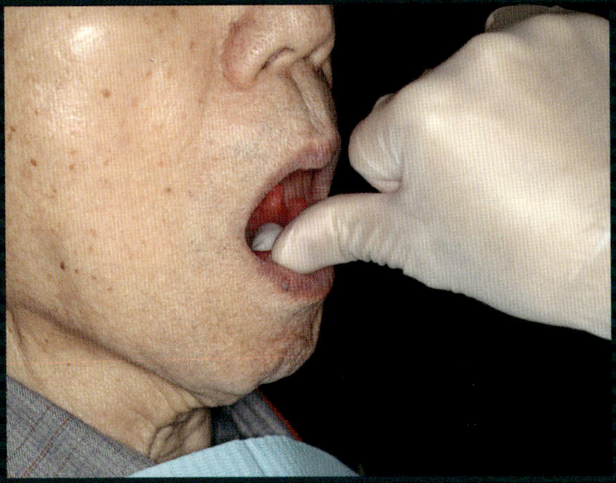

✕ 밀기

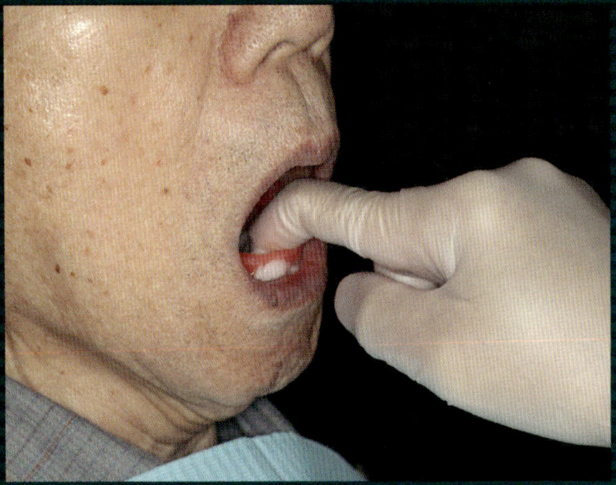

○ 당기기

≫ **설측 첨가**

그밖의 밀기 당기기 패턴은 10%의 전상방 음압이 없는 증례와 10%의 비흡착 증례이다.
총 20%가 '흡착'이 까다로운 증례에 속한다.

설측 첨가

1차 첨가

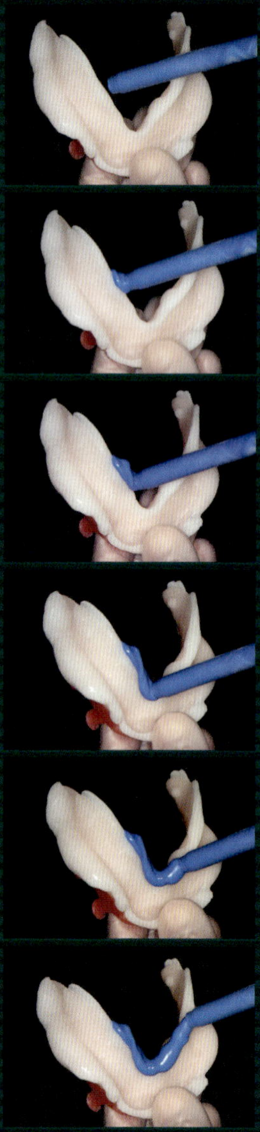

설하주름 해당부에 탄력이 강한 실리콘 인상재 Virtual Heavy Body Fast Set(Ivoclar/Vivadent)를 축성한다. 접착제는 필요 없다.

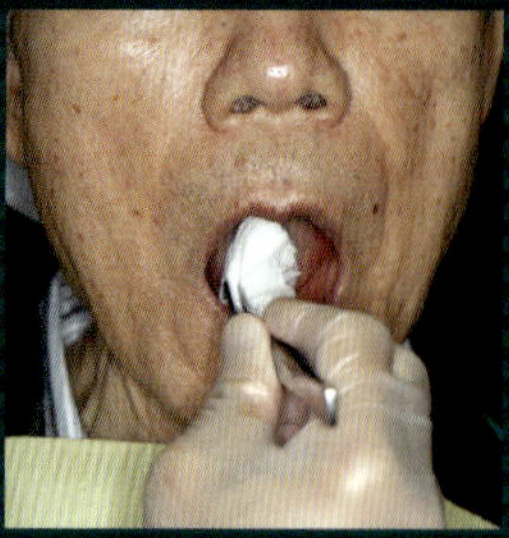

거즈로 타액을 닦는다.

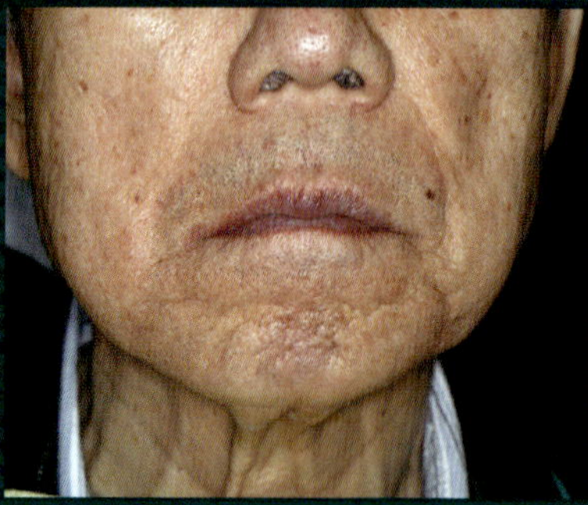

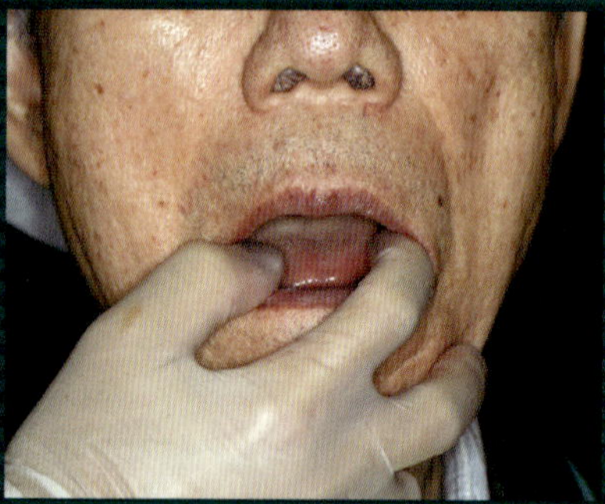

연하 — 개구

2회 정도 반복하고
경화될 때까지 개구 상태 유지

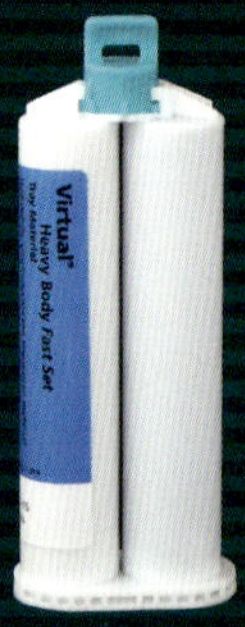

Virtual Heavy Body Fast Set(Ivoclar/Vivadent)
조작시간: 60초
경화시간: 150초

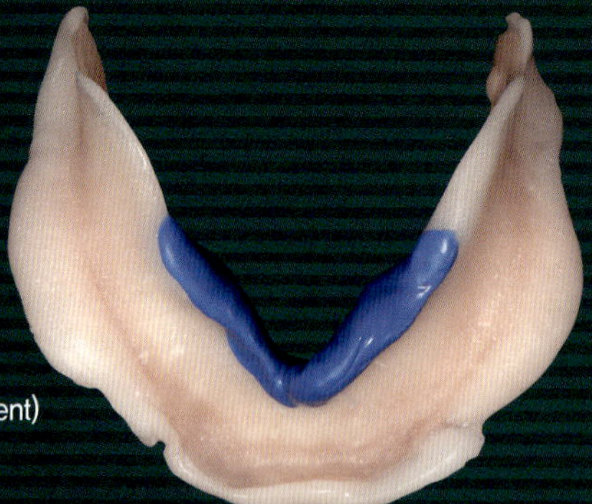

1차 첨가로 음압을 충분히 달성하면 과잉부 정리에 들어간다.

2차 첨가

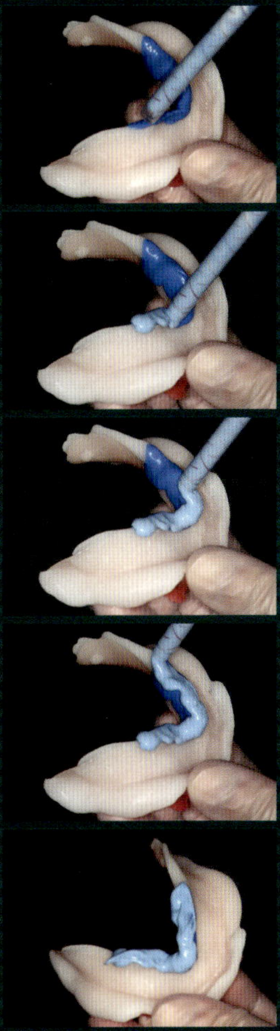

설하주름 해당부에 흐름이 좋은 EXADENT(GC)를 축성한다. 접착제는 필요 없다.

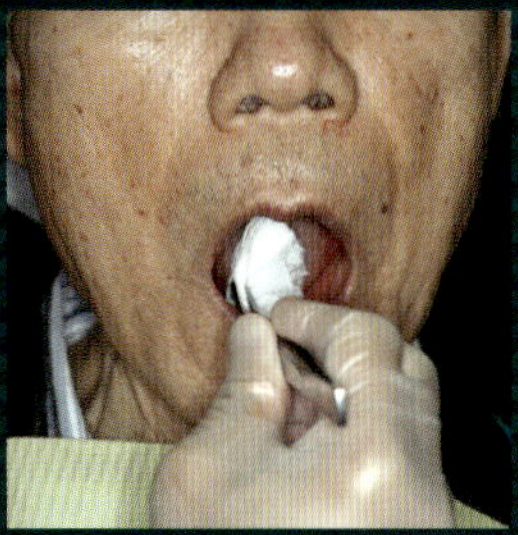

거즈로 타액을 닦는다.

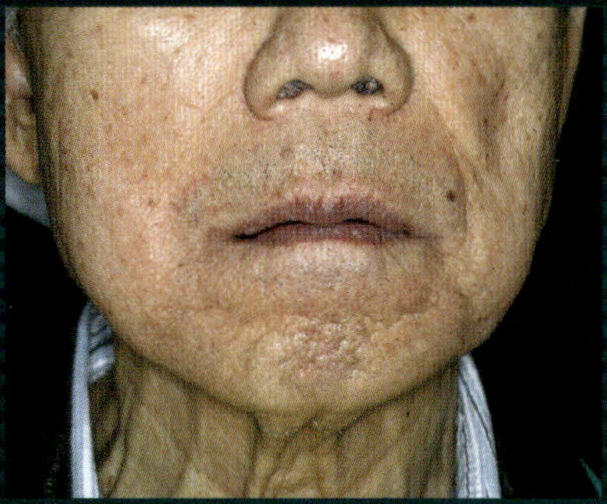

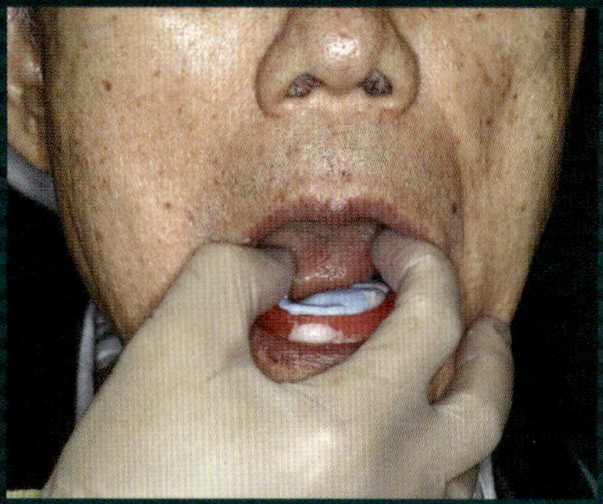

연하

개구

2회 정도 반복하고
경화될 때까지 개구 상태 유지

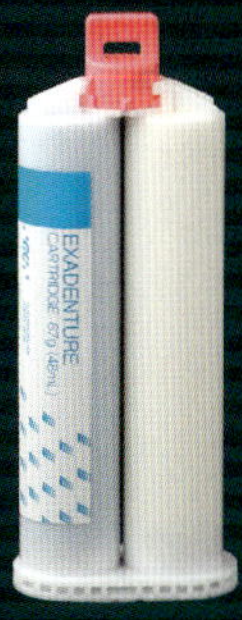

EXADENT(GC)
조작시간: 150초
경화시간: 180초

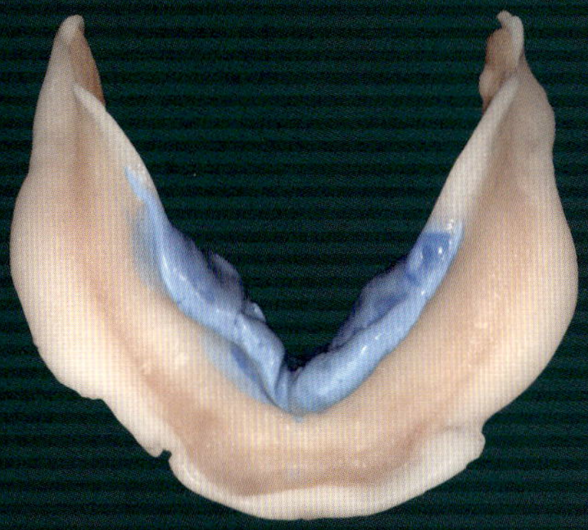

5

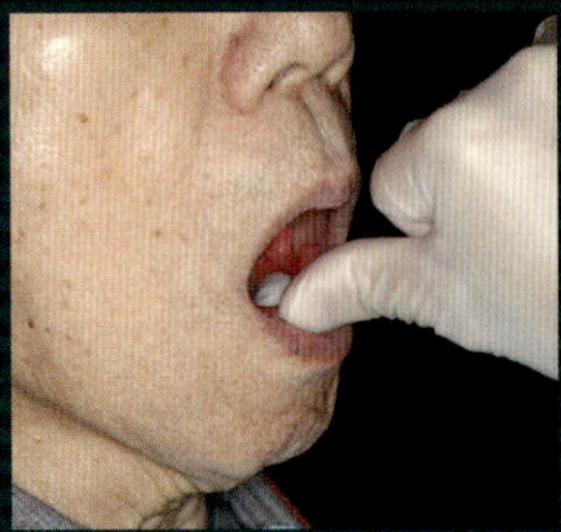

이때 전치부 wax rim을 눌러 흡착을 확인한다. 음압을 감지하지 못하더라도 soft liner나 실리콘 인상재에 의해 tongue space가 좁아지거나 혀가 평소보다 크게 후퇴위를 취하는 경우도 있으므로 2차 인상에 들어간다.

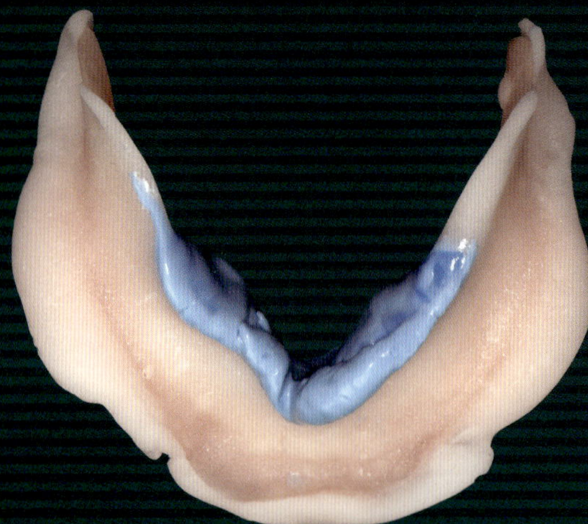

과잉부 정리

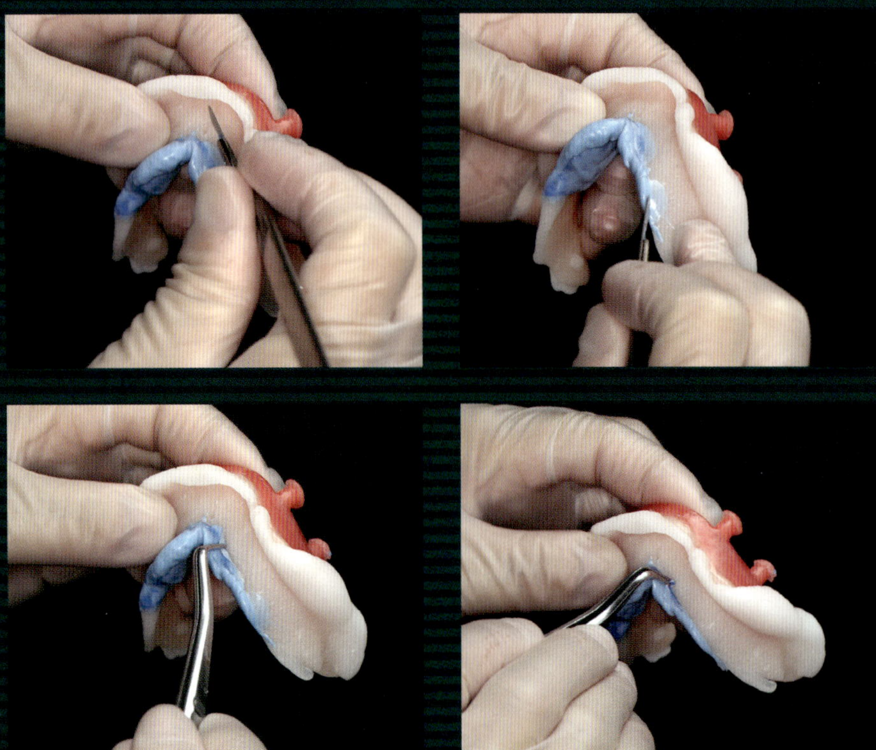

칼로 치조제 상에 해당하는 부분에 들어간 실리콘 인상재를 정리한다.

2차 인상

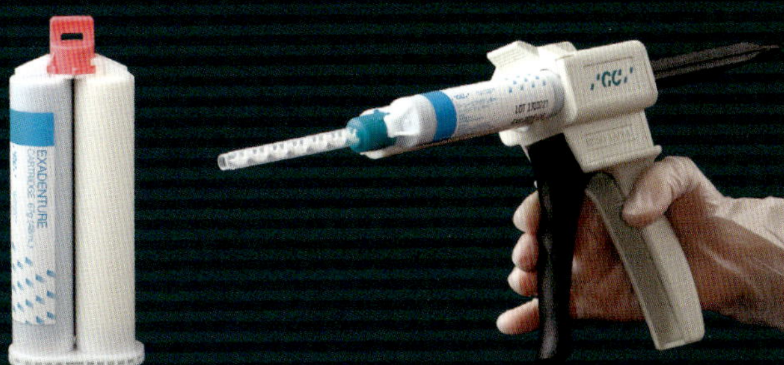

EXADENT(GC)로 wash impression한다.

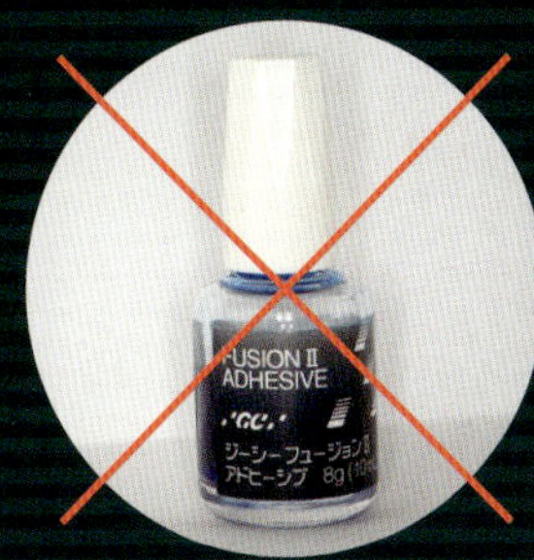

접착제는 필요 없다.

표준 증례

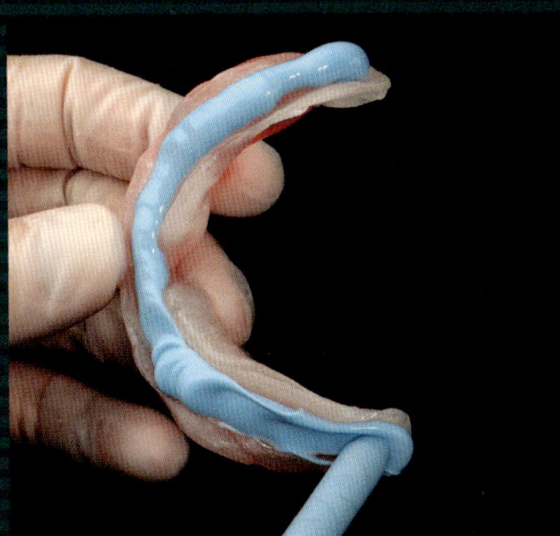

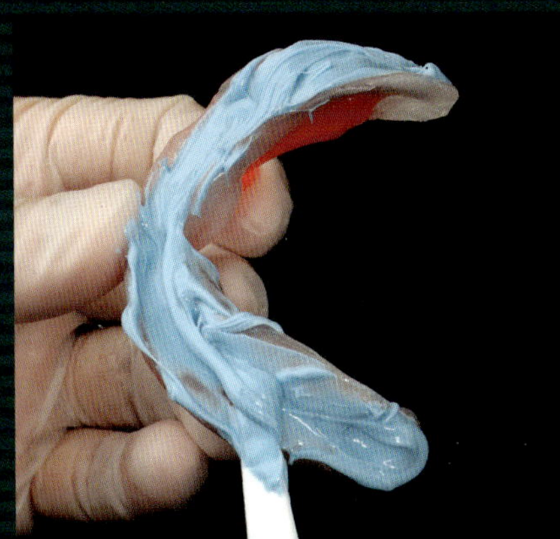

설측 첨가 증례

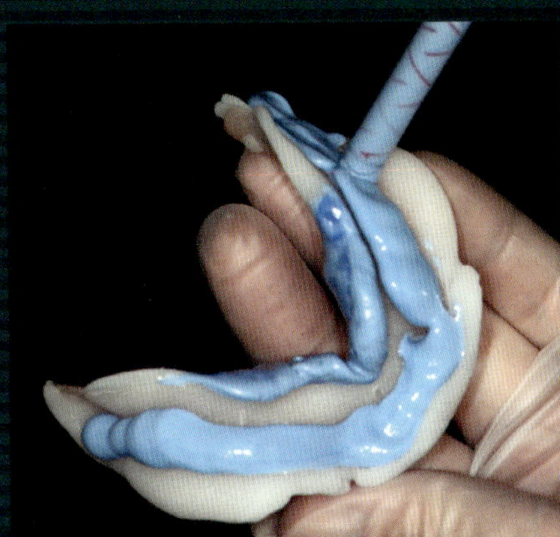

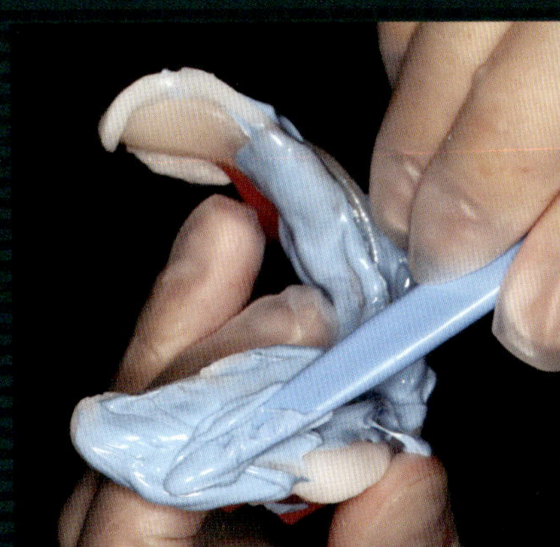

표준 증례든 설측 첨가 증례든 빵에 잼을 바르듯이 도포한다.

5

기능 운동

(1~2세트)

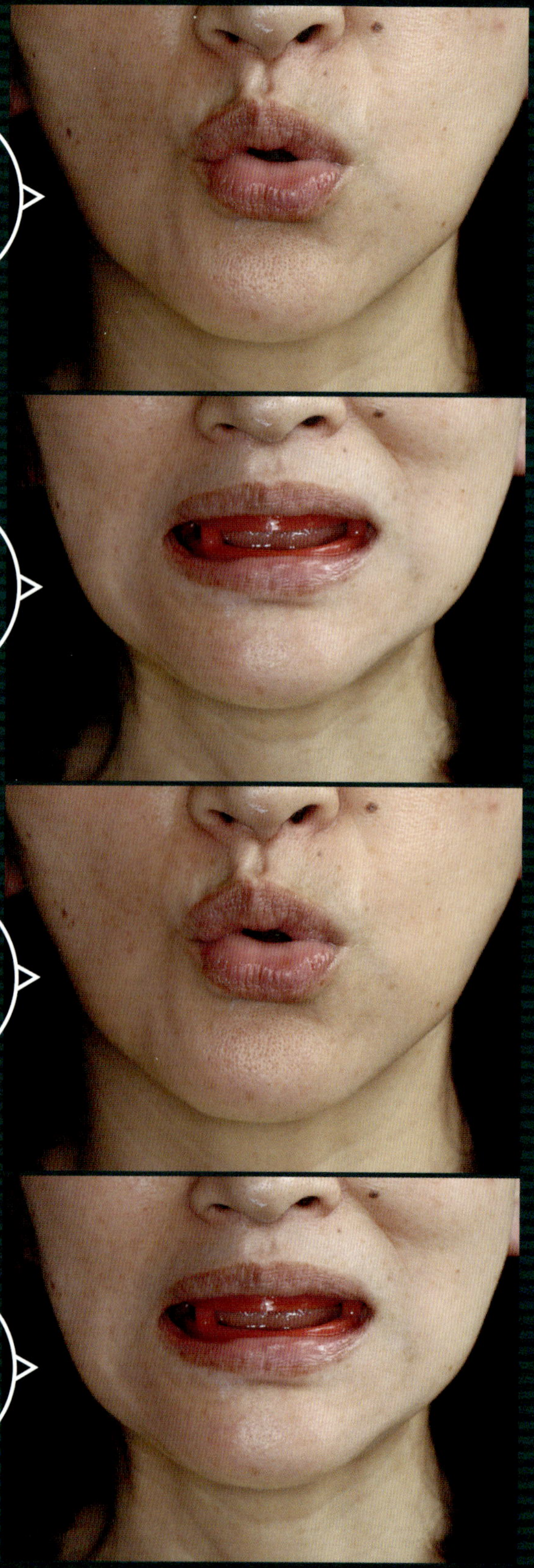

우- 입을 뾰족하게 만든다

이- 입꼬리를 올린다

우- 입을 뾰족하게 만든다

이- 입꼬리를 올린다

아-

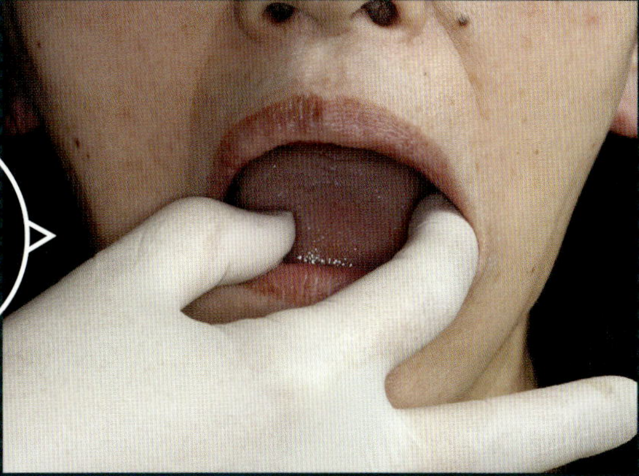

입을 벌린다

낼름낼름

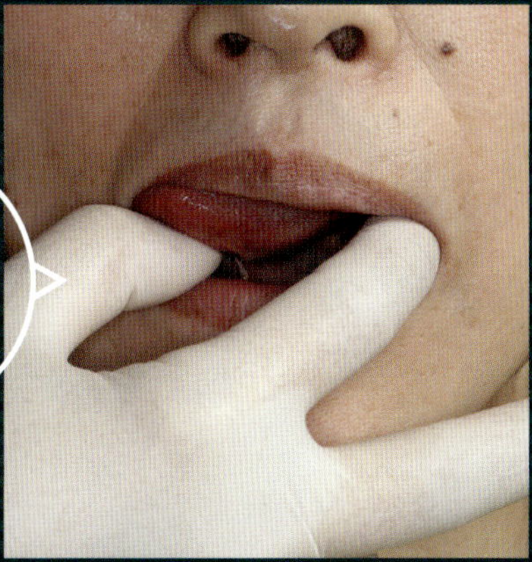

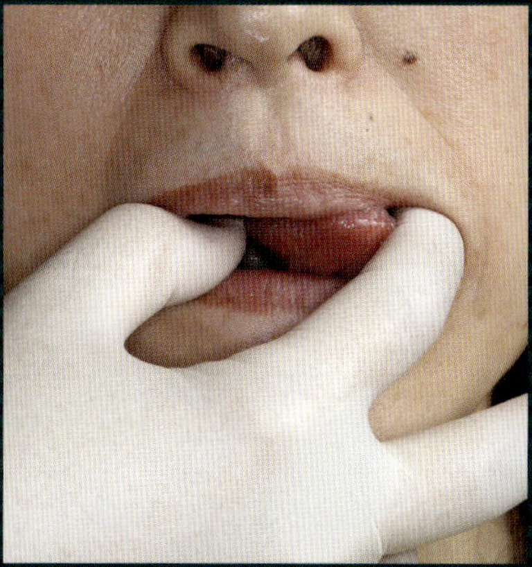

윗입술을 핥는다

긋

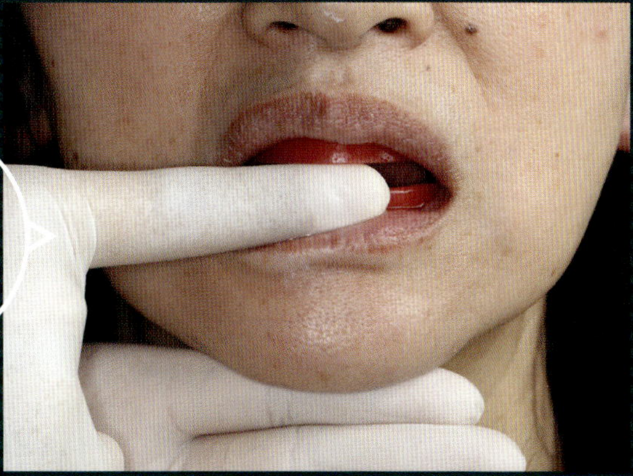

술자의 손가락으로 민다

꿀꺽

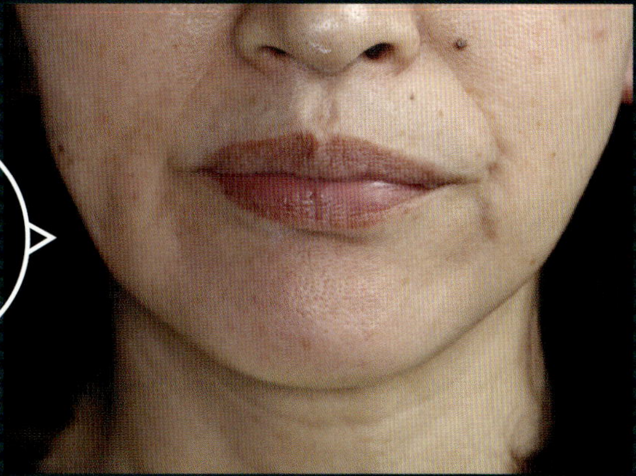

삼킨다

표준 증례와 설측 첨가 증례의 인상 비교

표준 증례

1차 정밀 인상

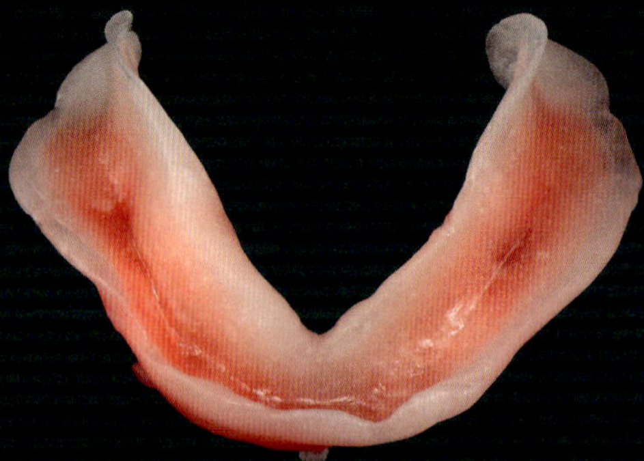

2차 정밀 인상

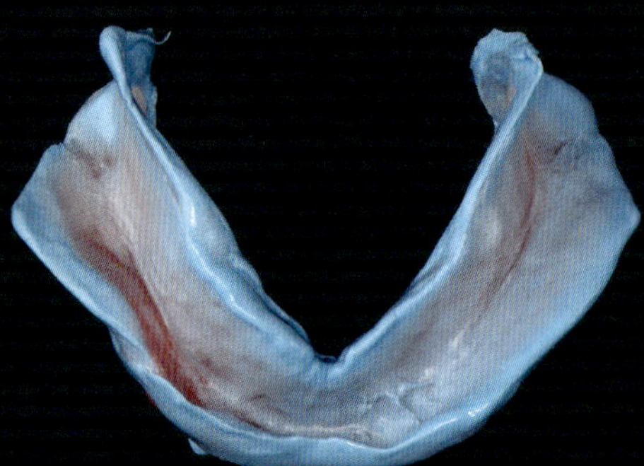

설측 첨가 증례

1차 정밀 인상

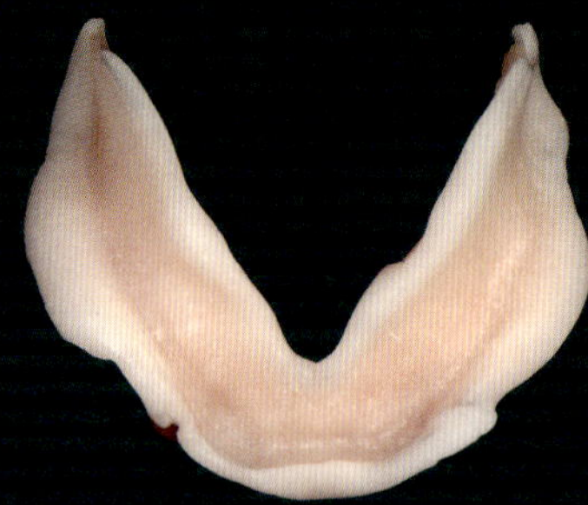

설측 첨가

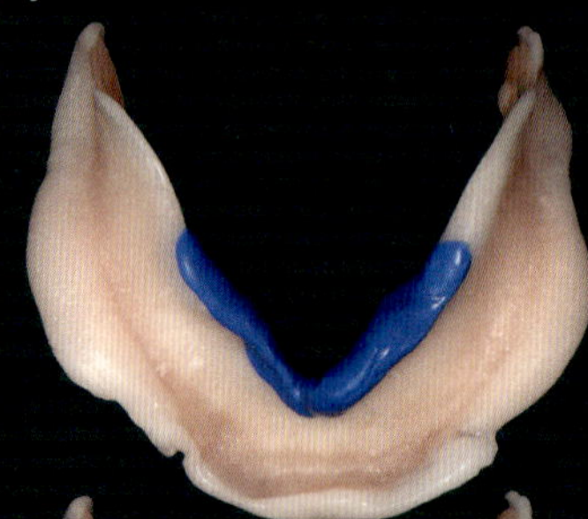

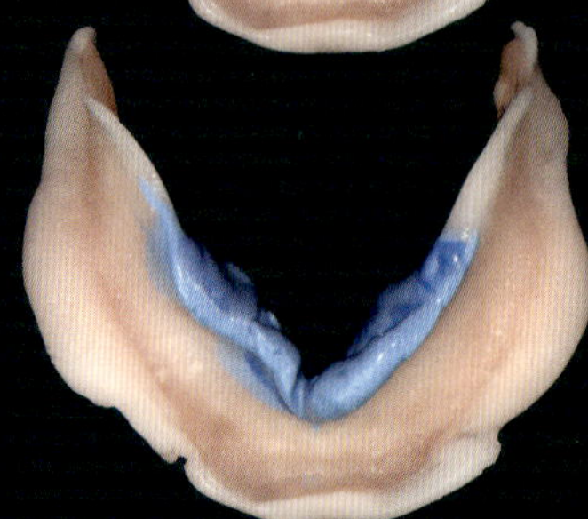

2차 정밀 인상

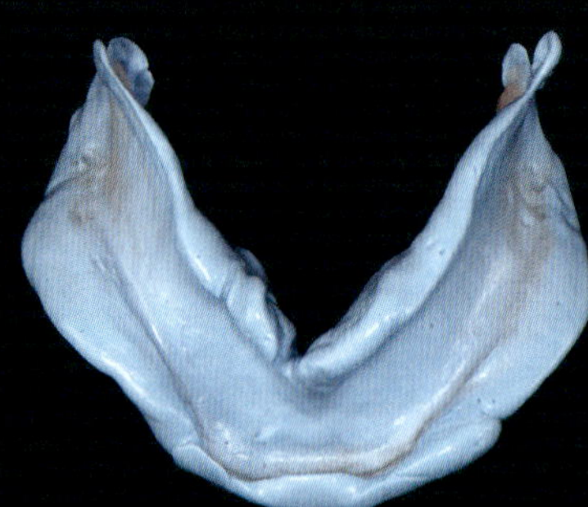

혀가 크게 후퇴위를 취하는 증례는 혀를 앞으로 내미는 운동을 하지 않는다고 한다. 그러나 환자에게 입술을 핥는 운동을 지시하면 설하부 동통이 출현할 수 있으므로 의치를 완성할 때 자제하도록 주의를 준다.

6

Advanced precision impression technique

심화 인상법

심화편으로 순측 함몰 형태에 첨가하는 인상법과 의치 완성 후 설측에 첨가하는 인상법을 해설합니다.

6 순측 함몰형 첨가 인상법

하악 전치부 치조제 흡수 증례에서 순측 함몰 형태 첨가의 의의

하악 전치부 치조제가 흡수되어
볼록한 부분이 없는 증례에 접근하는 방법

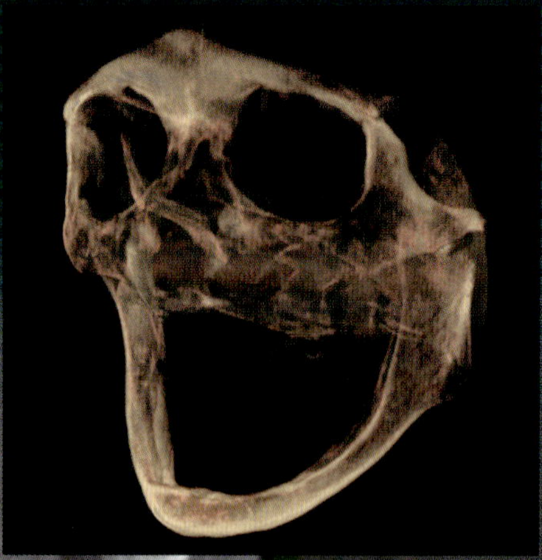

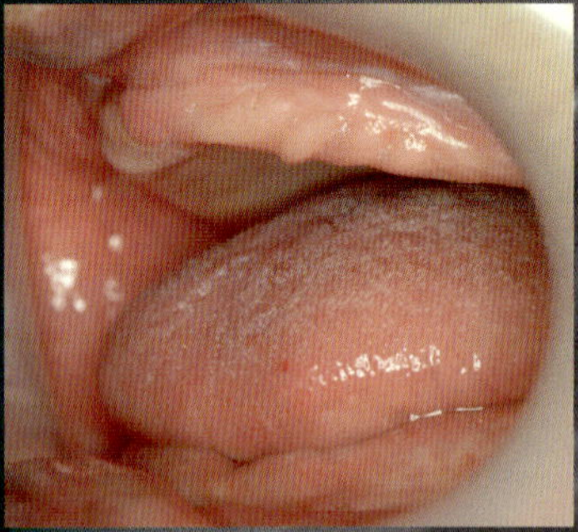

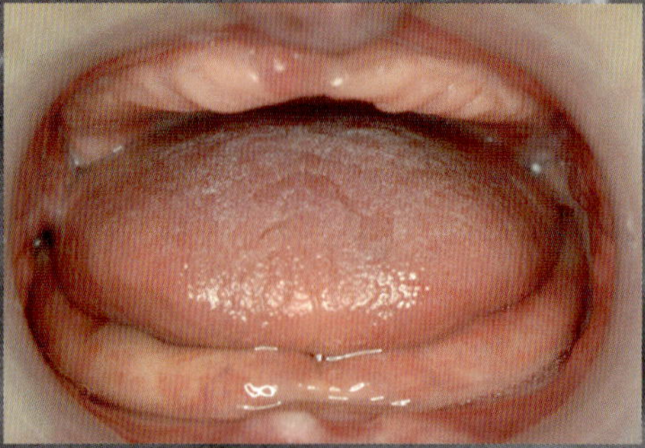

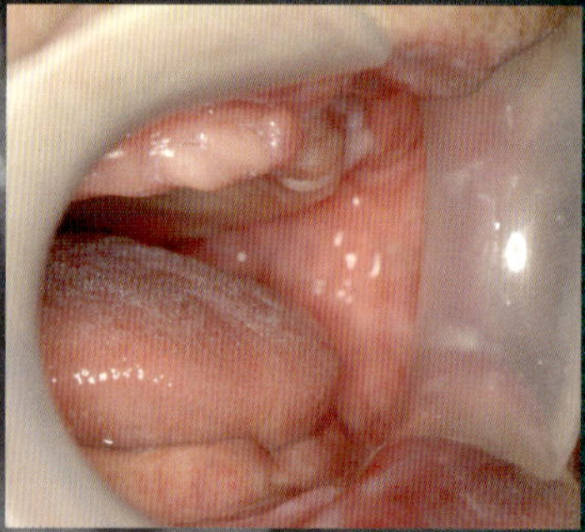

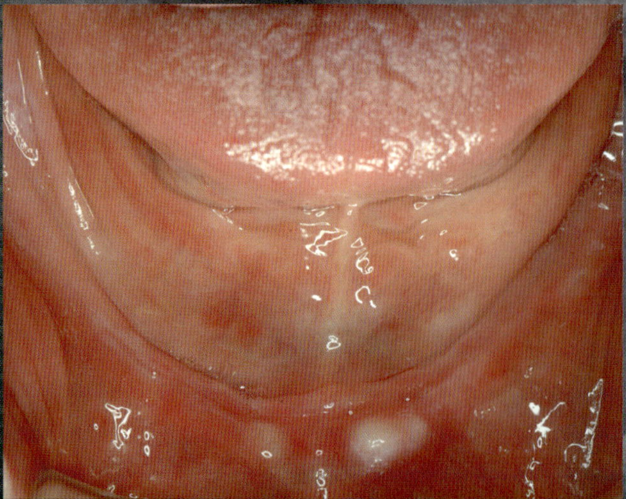

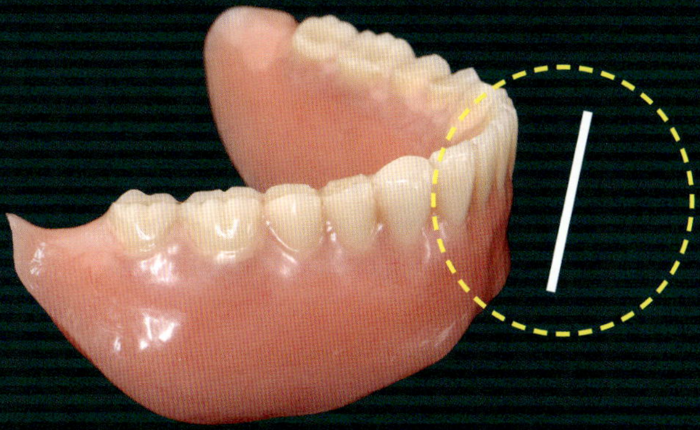

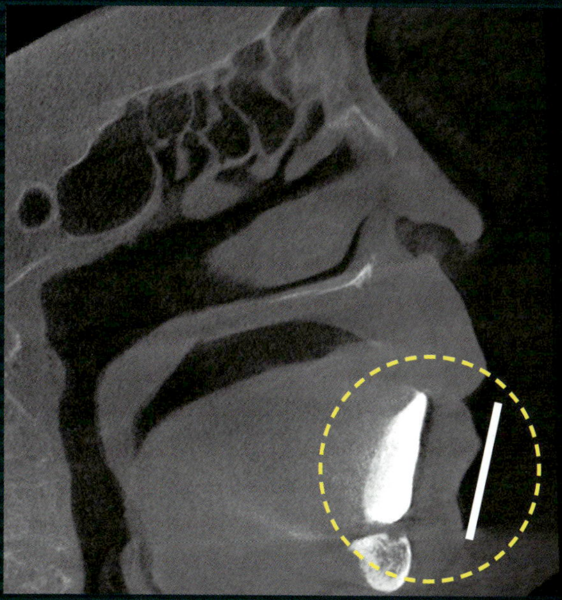

전치부 치조제가 흡수되어 평평해지면 전치부 구강전정이 왜소해지고 전치부 순측 연마면의 시작이 설측으로 이동한다. 설측으로 이동한 시작부는 하악 전치 인공치 절단의 심미적·기능적 위치 관계에서 전치부 순측 연마면이 외측으로 경사진 직선 형태가 된다.

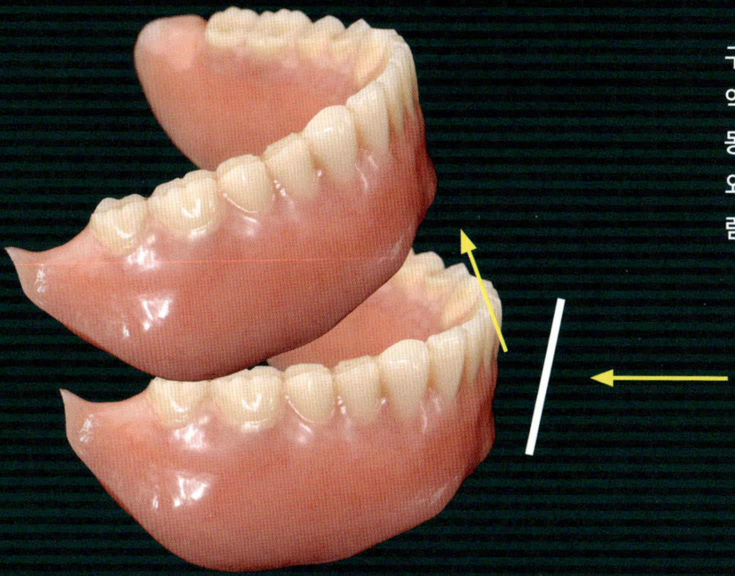

구륜근의 힘이 순측에 가해지면 저항하는 하악 전치부 치조제가 평평해지고 후방으로 이동하기 쉬운 환경이 될 뿐만 아니라 상방이 외측으로 경사진 직선 형태가 되므로 미끄럼틀을 타듯 의치가 상방으로 쉽게 들뜬다.

6

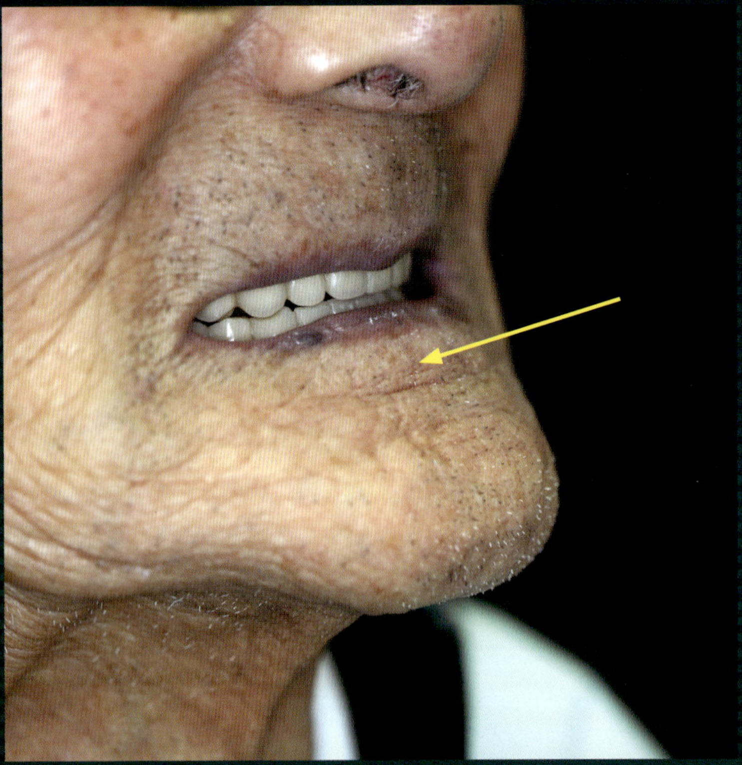

치조제측 입술면을 부풀려 전치부 순측 연마면 형태를 함몰되게 만들면 힘이 하악 총의치를 하방으로 누르듯이 작용해 안정성이 크게 올라간다. 술자는 알 수 없지만 환자는 크게 만족한다.

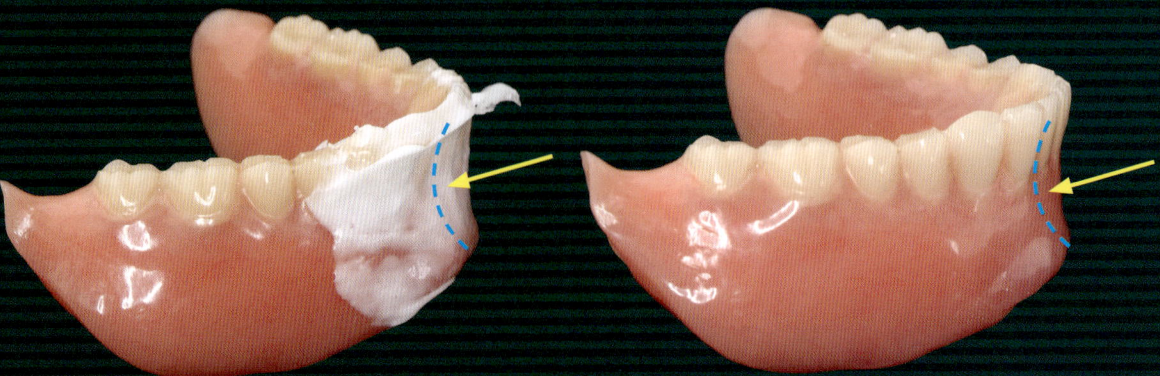

환자의 감상

❶ 저작 통증이 사라지거나 감소한다.
❷ 대화하기 쉽다.
❸ 입에 힘을 주어도 아프지 않다.

순측 함몰 형태 첨가 인상법의 술식

1차 정밀 인상 후에 전치부 치조제측 순면에 접착제(GC FUSION II ADHESIVE)를 도포한다.

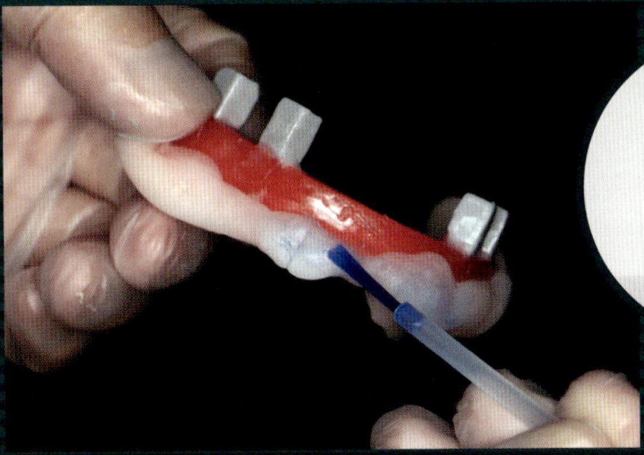

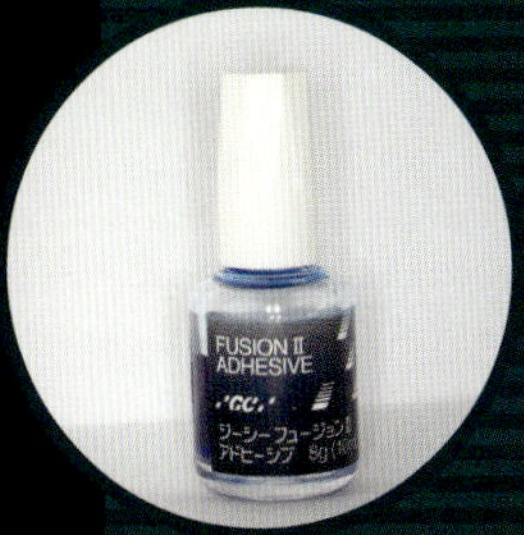

퍼티 타입 실리콘 인상재(FUSION II PUTTY TYPE: GC)를 연화하고 직경 2mm의 막대 모양으로 만들어 전치부 치조제 측 순면에 붙인다.

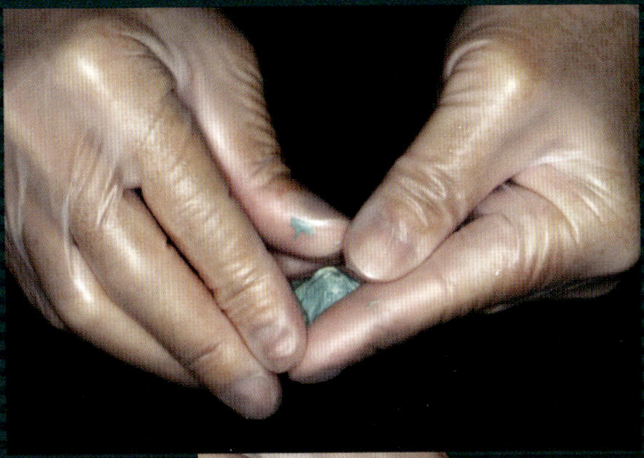

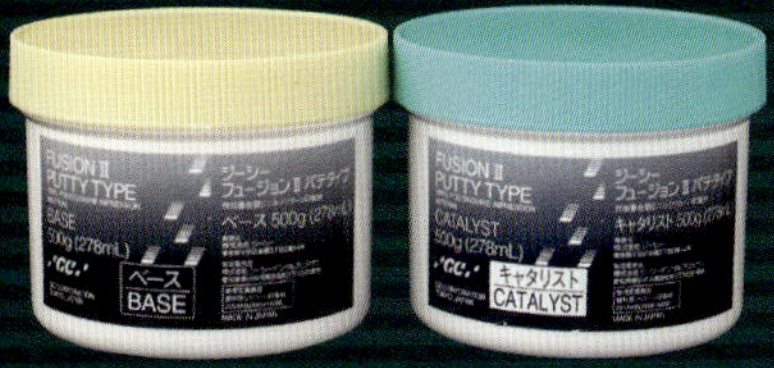

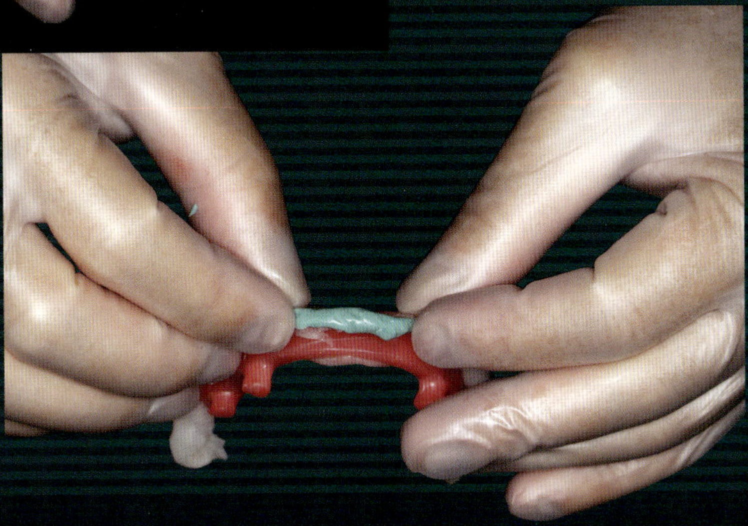

연화시간: 약 20초
조작시간: 1분
구강 내 유지시간: 3분

6

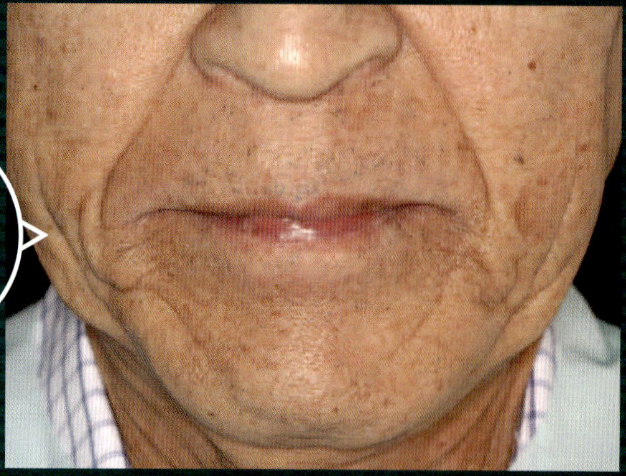

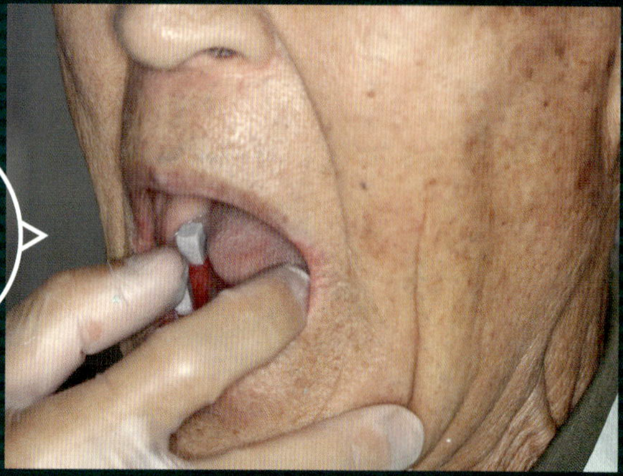

2회

연하와 개구를 2회 반복하고 PUTTY TYPE 실리콘 인상재가 경화될 때까지 인상체가 들뜨지 않도록 개구 상태를 유지한다.

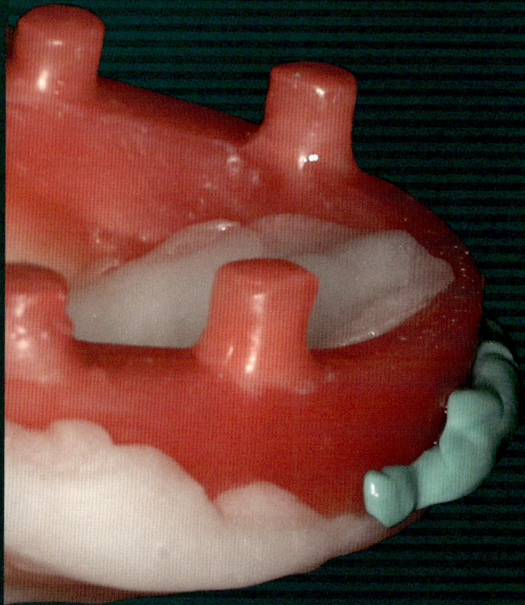

이렇게 첨가한 PUTTY TYPE 실리콘 인상재의 형태를 다듬는다. 2차 정밀 인상에 들어간다.

1차 정밀 인상

순측 함몰 형태 첨가

2차 정밀 인상

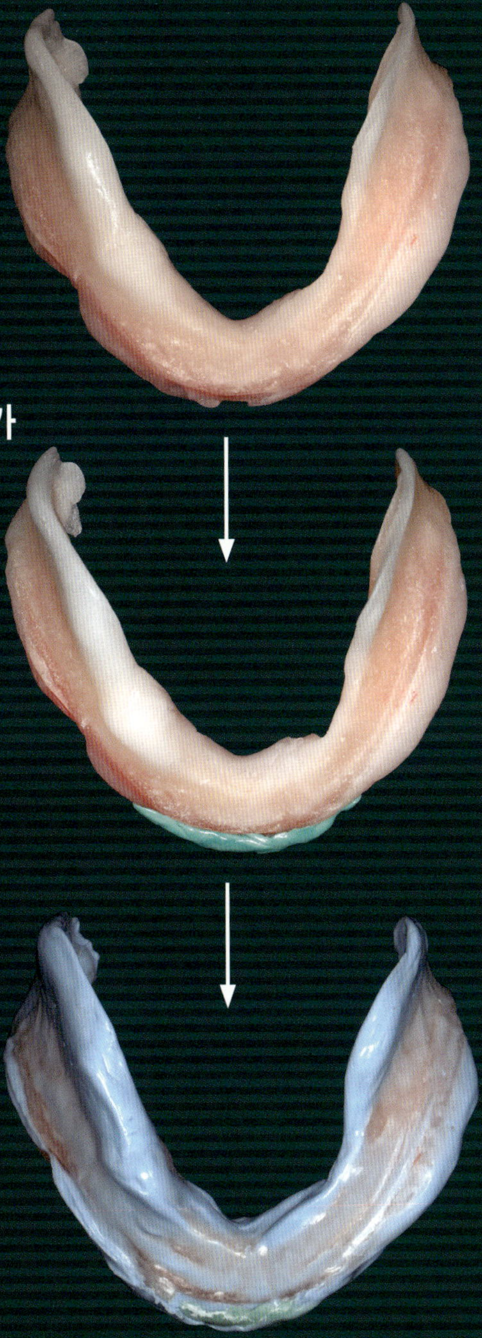

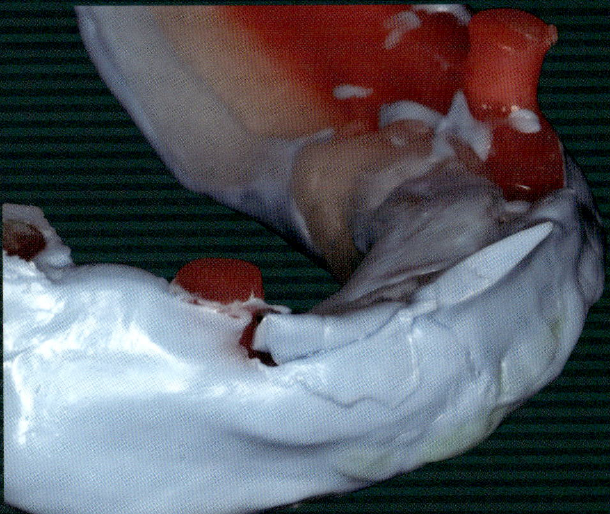

6

하악 전치부 치조제 흡수 증례에 대한 정밀 인상의 순서도

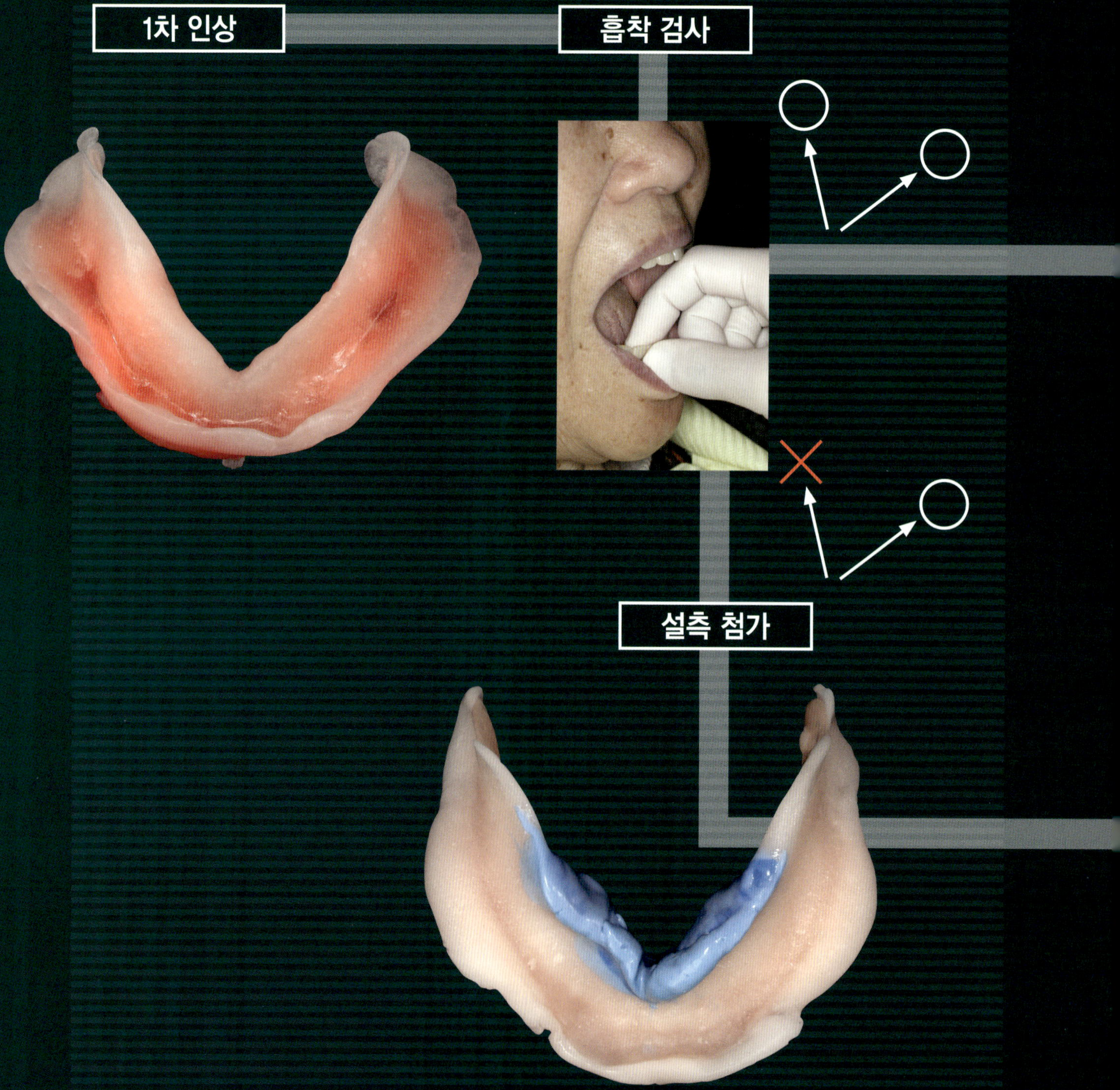

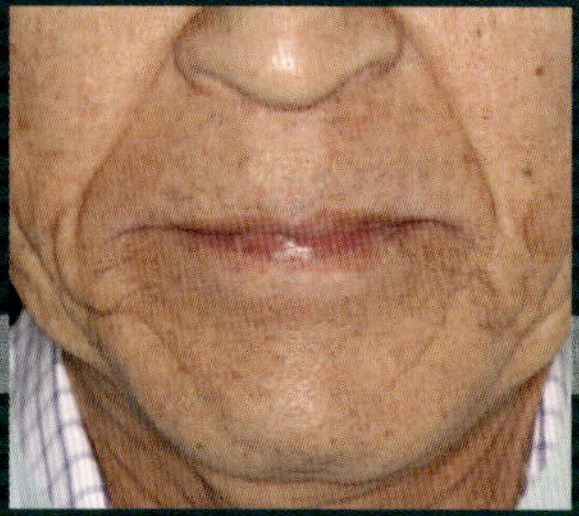

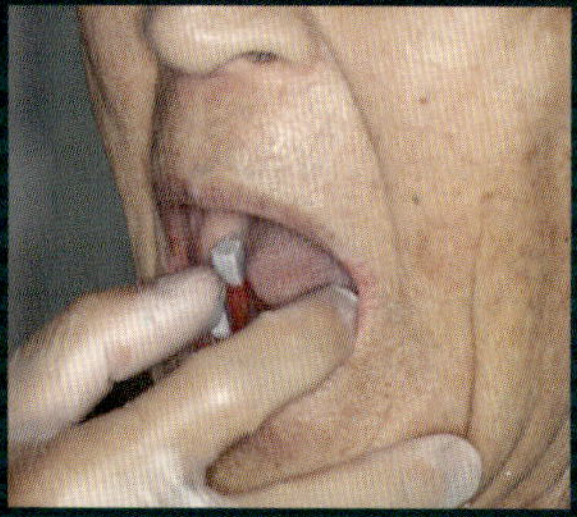

순측 첨가

하악 전치부 치조제가 흡수되어 평평한 증례

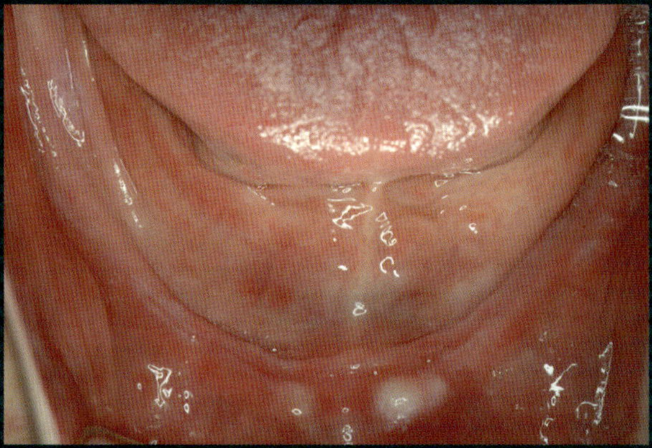

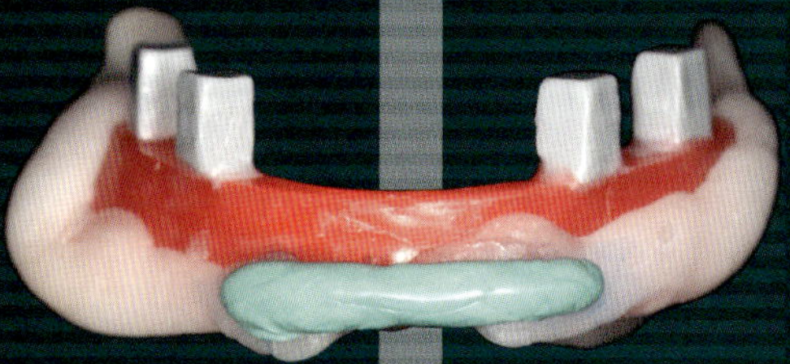

2차 인상

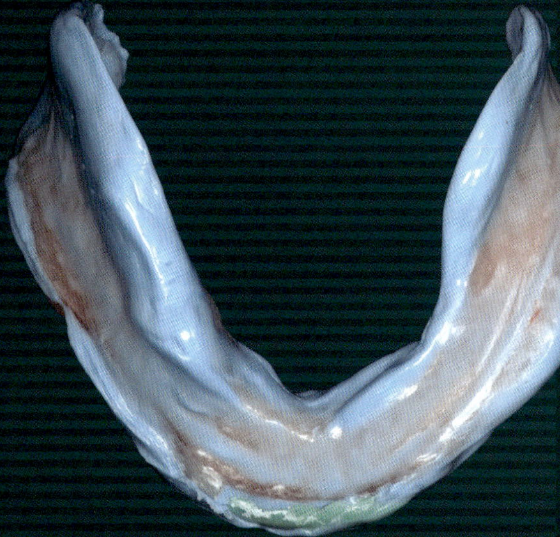

6 의치 완성 후 설측 첨가 인상법

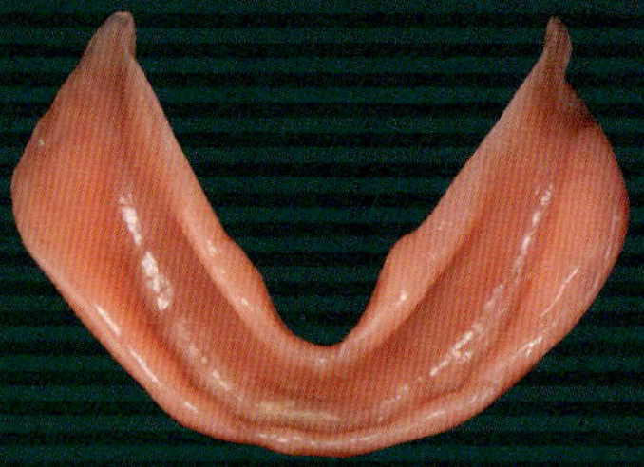

1차 첨가

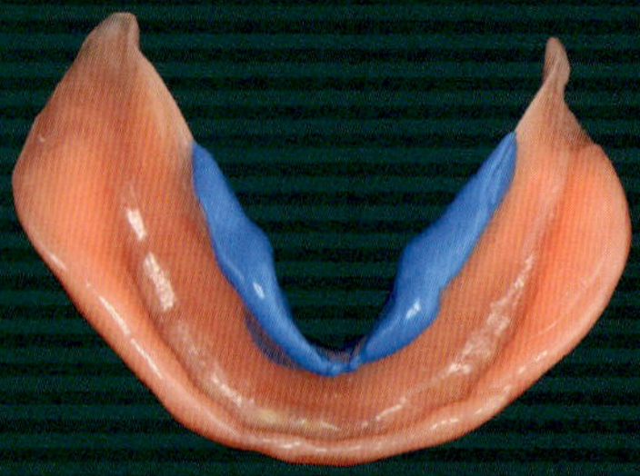

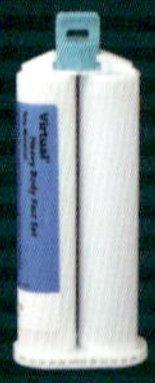

Ⓐ

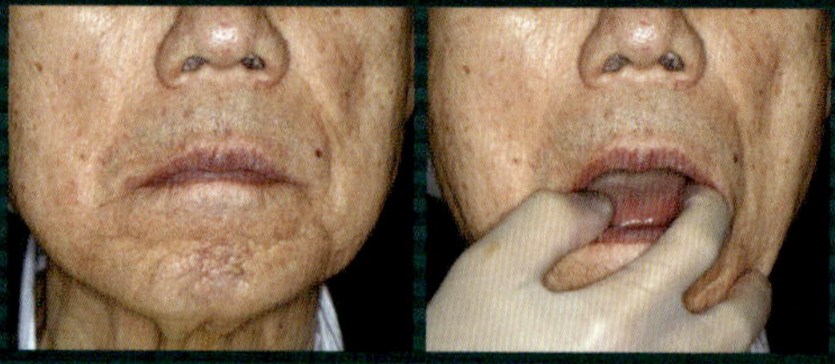

설하주름부에 단단한 실리콘 인상재를 도포하고 연하와 개구를 2회 반복한 후 경화될 때까지 개구 유지

2차 첨가

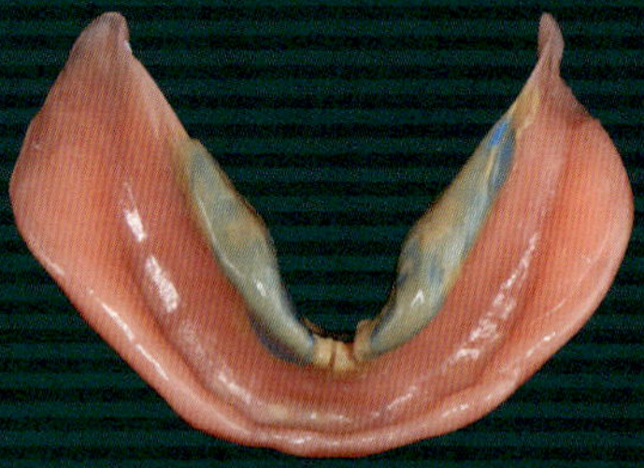

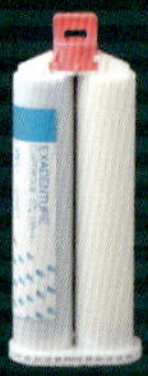

Ⓑ

OR

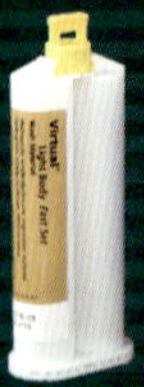

Ⓒ

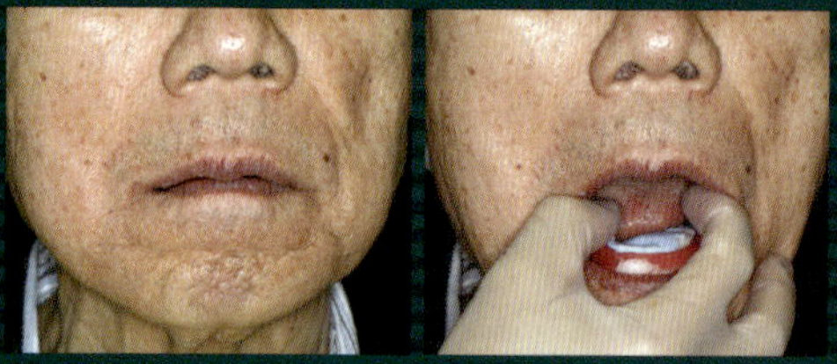

설하주름부에 부드러운 실리콘 인상재를 도포하고 연하와 개구를 2회 반복한 후 경화될 때까지 개구 유지

Ⓐ
Virtual Heavy Body
Fast Set
(Ivoclar/Vivadent)

Ⓑ
EXADENTURE
(GC)

Ⓒ
Virtual Light Body
Fast Set

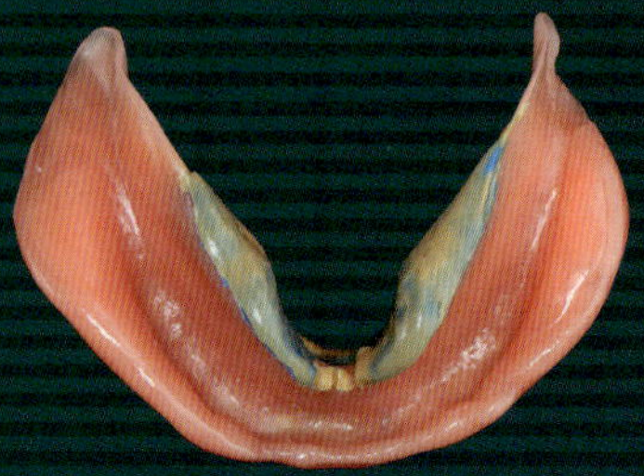

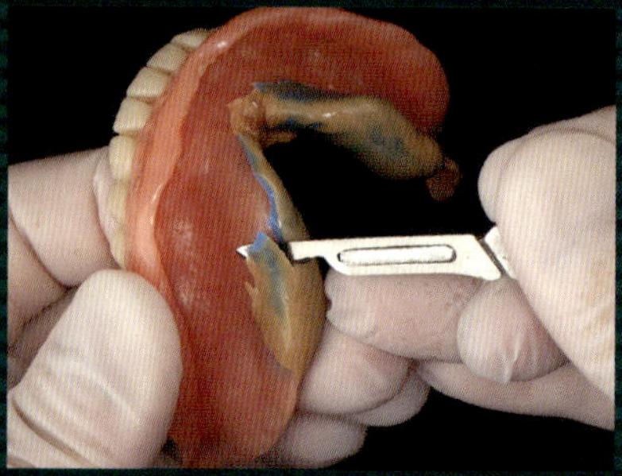

치조제 해당부에 들어간 실리콘 인상재를 칼로 정리한다.

레진 교체

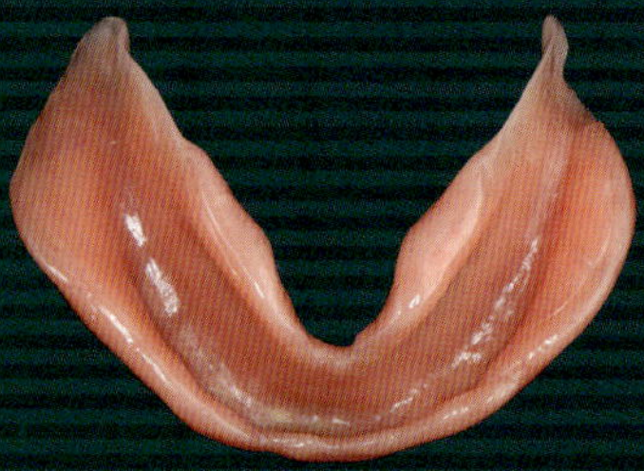

석고로 모형을 제작하고 레진으로 교체한다.

Characteristics of border shape of suction effective mandibular complete denture

흡착 하악 총의치상 형태의 특징

정밀 인상 점막면을 그대로 레진으로 교체하면 흡착 하악 총의치의 상 형태가 완성됩니다. 이 형태는 무치악 환자의 기능적 근육운동을 통해 구강점막이 움직여서 만들어진 형태입니다. 또한 상의 연마면 형태가 잘 흡착하도록 설계되어 있으므로 확인 바랍니다.

7

Characteristics of border shape of suction effective mandibular complete denture

7 흡착 하악 총의치상 형태의 특징

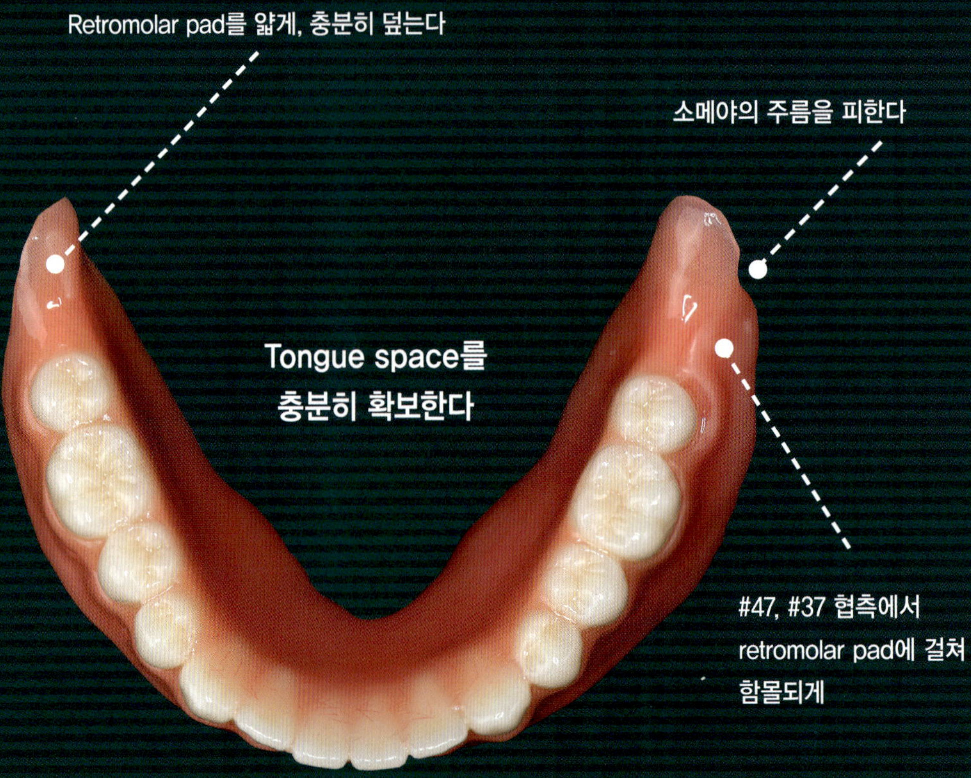

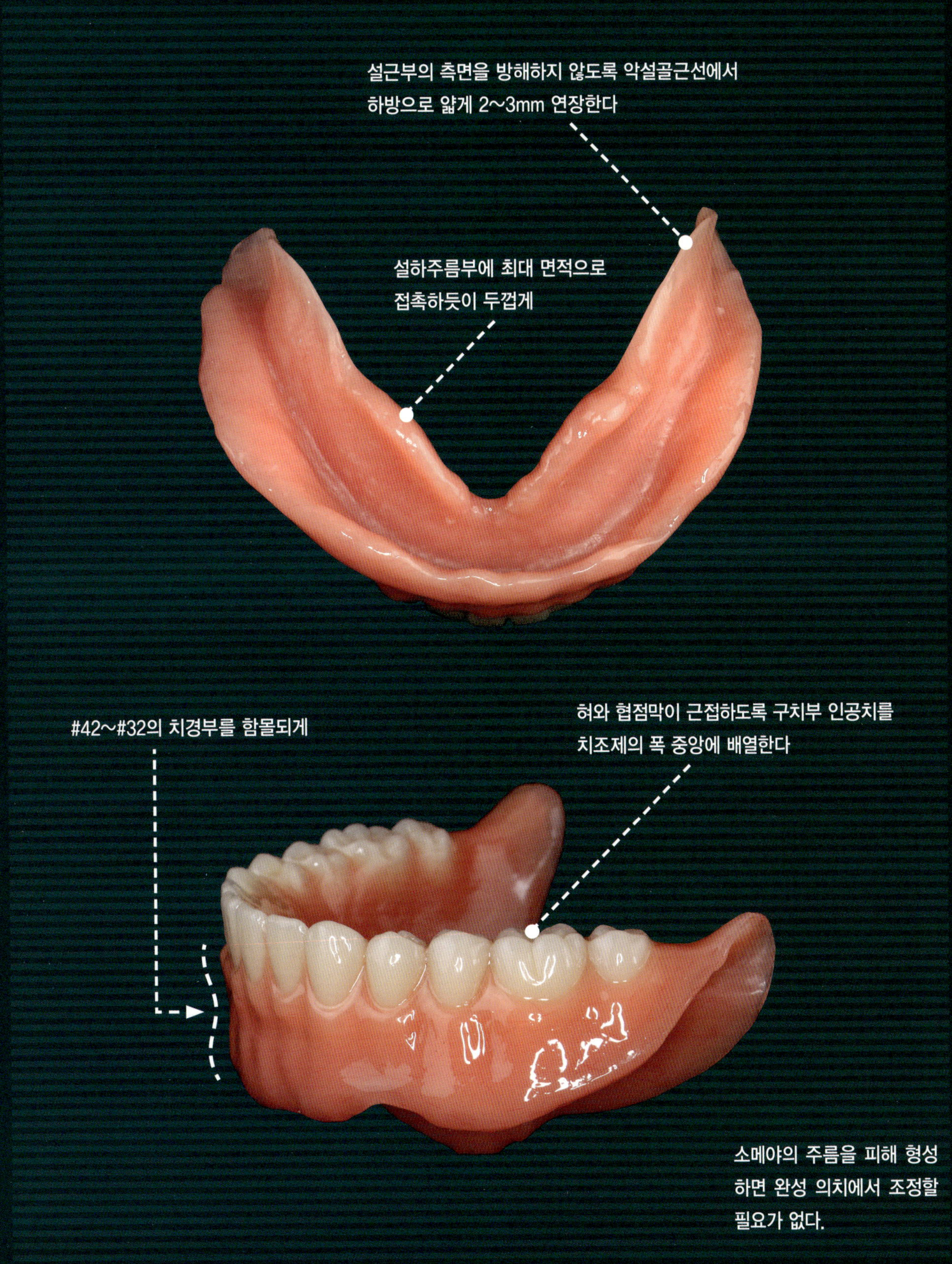
설근부의 측면을 방해하지 않도록 악설골근선에서
하방으로 얇게 2~3mm 연장한다
설하주름부에 최대 면적으로
접촉하듯이 두껍게
#42~#32의 치경부를 함몰되게
혀와 협점막이 근접하도록 구치부 인공치를
치조제의 폭 중앙에 배열한다
소메야의 주름을 피해 형성
하면 완성 의치에서 조정할
필요가 없다.

순측 협측에 비해 설하주름부는 봉쇄 면적이 좁다. 따라서 의치를 완성할 때에 이 부위를 지나치게 많이 연마해 좁아지면 봉쇄가 불완전해진다. 이것은 흡착 하악 총의치를 제작할 때 흔히 볼 수 있는 기공상의 실수이다.

가급적 형태를 변형시키지 않도록 신중하게 연마한다. 모든 변연도 마찬가지지만 특히 이곳에 주의한다.

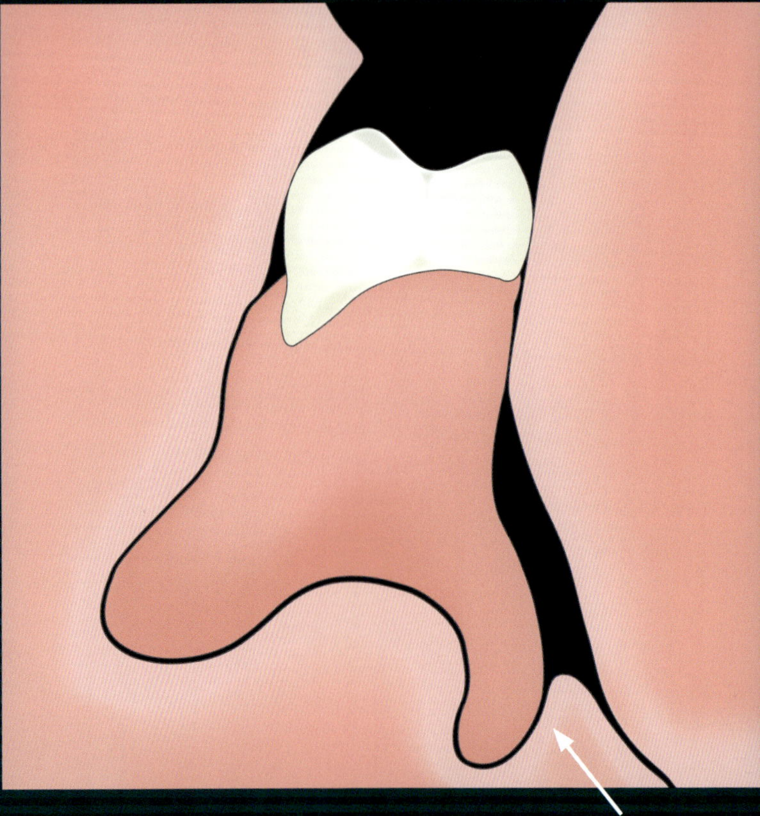

Causes of looseness of suction effective mandibular complete denture

흡착 하악 총의치가 들뜨는 원인

흡착 의치를 제작해도 항상 흡착하지는 않습니다. 보통은 타액을 매개로 치조제 위에 올라가 있습니다. 그리고 대화나 식사할 때처럼 필요할 때는 교합하거나 연하하고 밀착·흡착합니다. 흡착 인상법으로 의치를 제작하면 타액을 매개로 치조제 위에 올라가 있는 상태가 되어 개구해도 들뜨지 않습니다. 만약 의치가 들뜨면 의치를 움직이게 하는 어떤 외부 압력이 가해졌다고 볼 수 있습니다.

8

8 흡착 하악 총의치가 들뜨는 원인

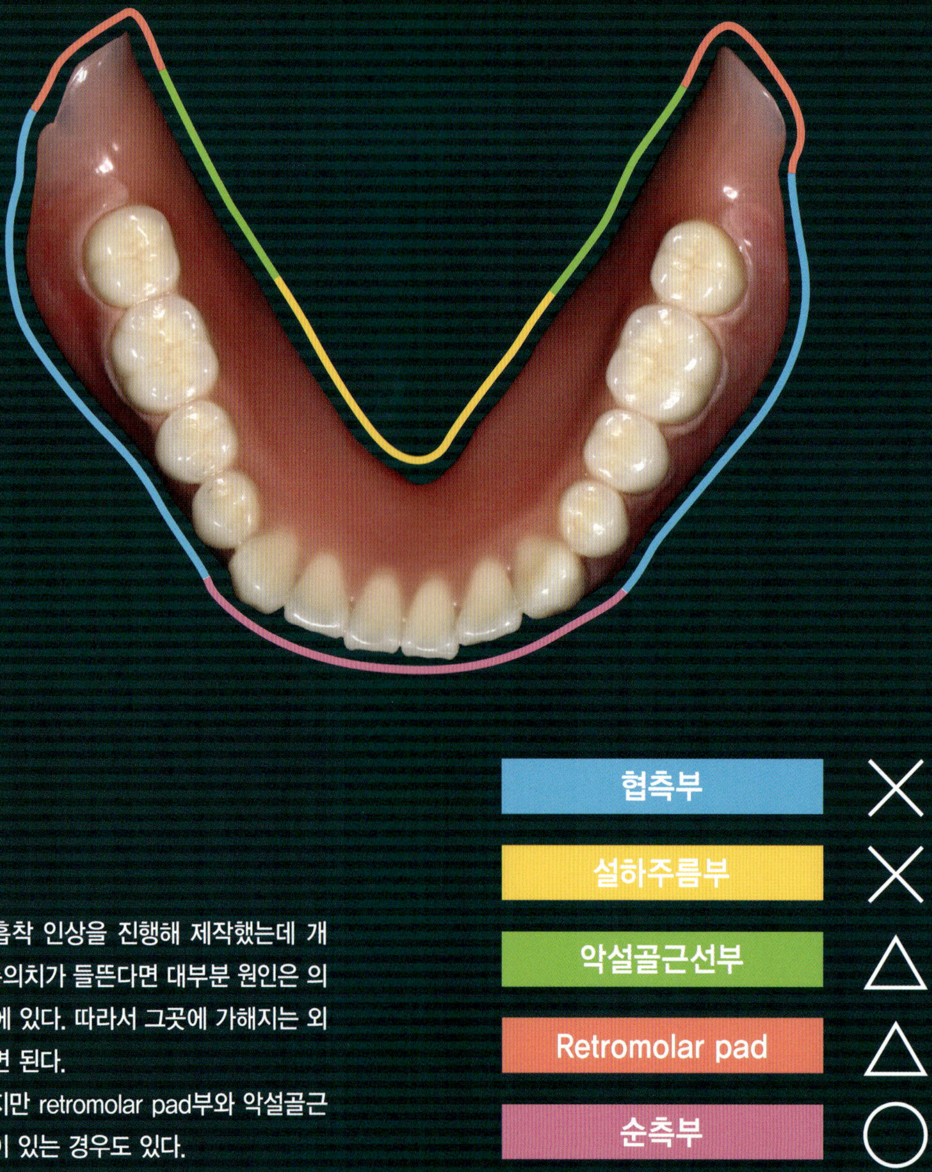

설명서대로 흡착 인상을 진행해 제작했는데 개구 시 하악 총의치가 들뜬다면 대부분 원인은 의치상 순측부에 있다. 따라서 그곳에 가해지는 외력을 확인하면 된다.
드물기는 하지만 retromolar pad부와 악설골근선부에 원인이 있는 경우도 있다.

순측부

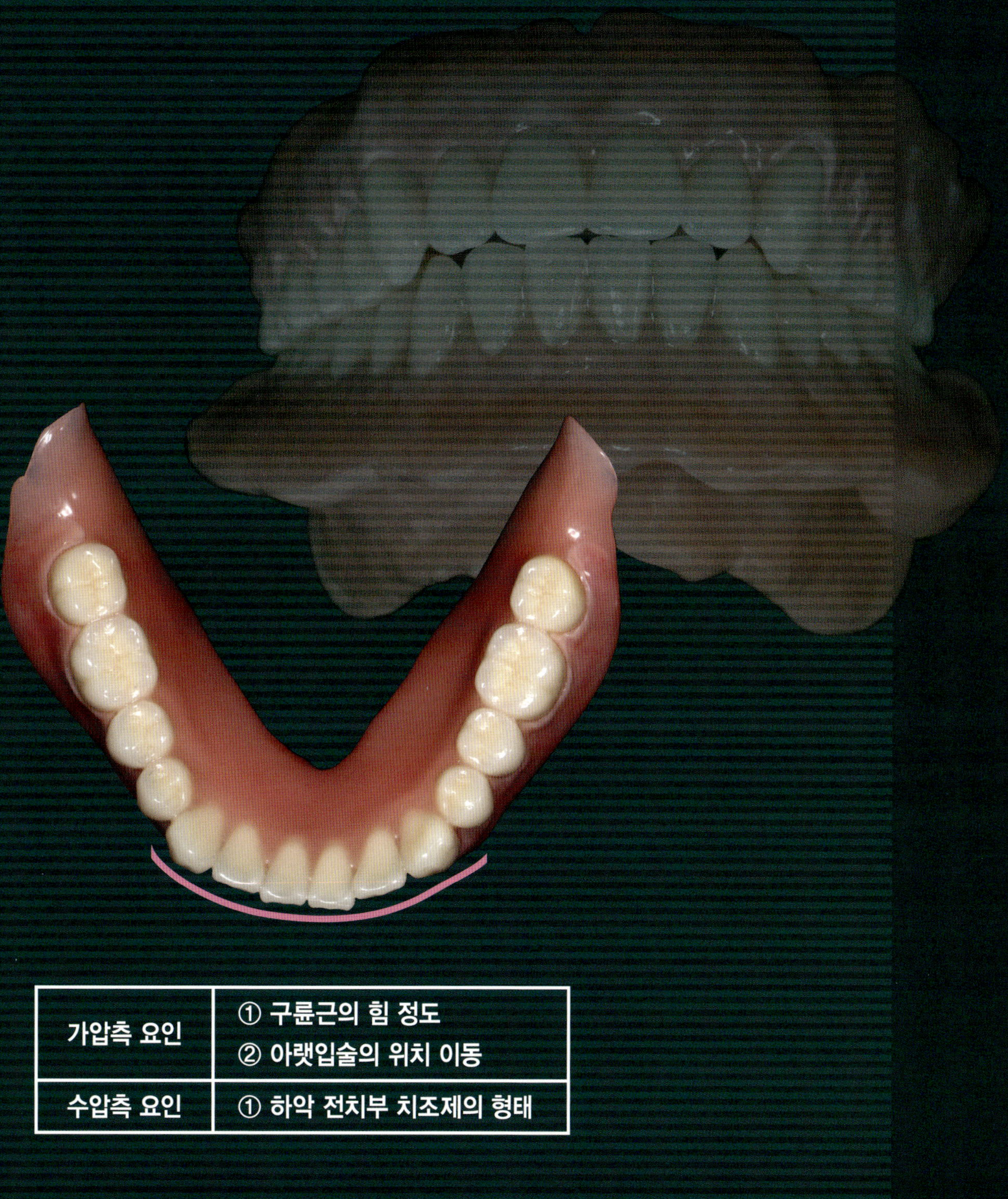

가압측 요인	① 구륜근의 힘 정도 ② 아랫입술의 위치 이동
수압측 요인	① 하악 전치부 치조제의 형태

가압측 요인	① 구륜근의 힘 정도 ② 아랫입술의 위치 이동
수압측 요인	① 하악 전치부 치조제의 형태

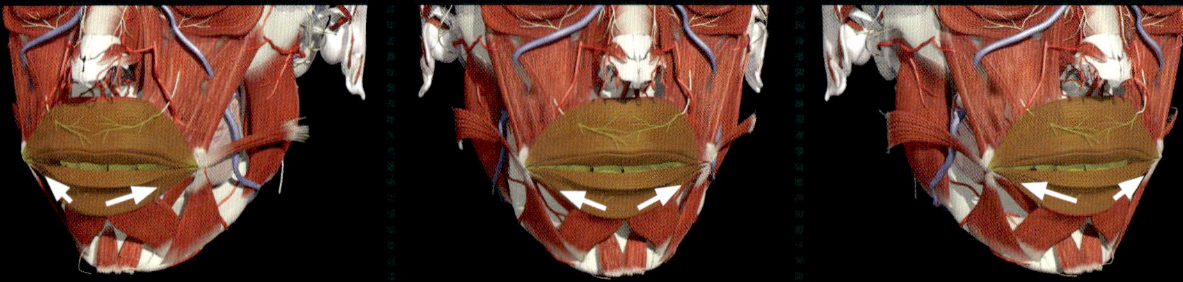

(Barry Berkovitz, et al: INTERACTIVE HEAD & NECK. CD-ROM. Primal Picture Ltd. London. UK, 2003.에서 인용)

구륜근

구륜근을 통해 입꼬리를 올리거나 개구할 때 하악 종의치의 후방 이동을 촉진하는 힘이 발생한다.

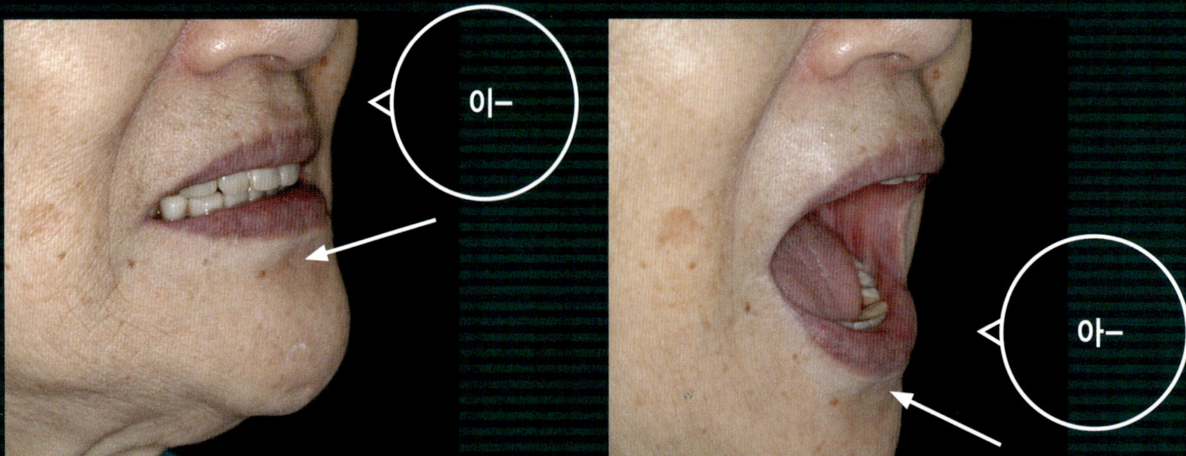

구체적으로 설명하면 '이-'하고 발음하거나 '아-'하고 발음하거나 개구할 때
하악 총의치의 후방 이동을 촉진하는 힘이 발생한다.

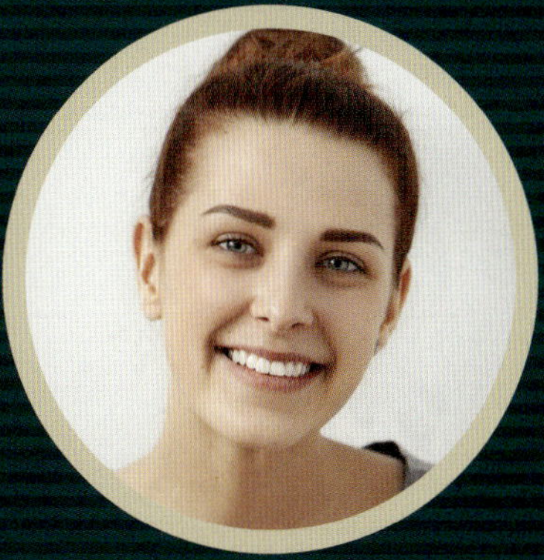

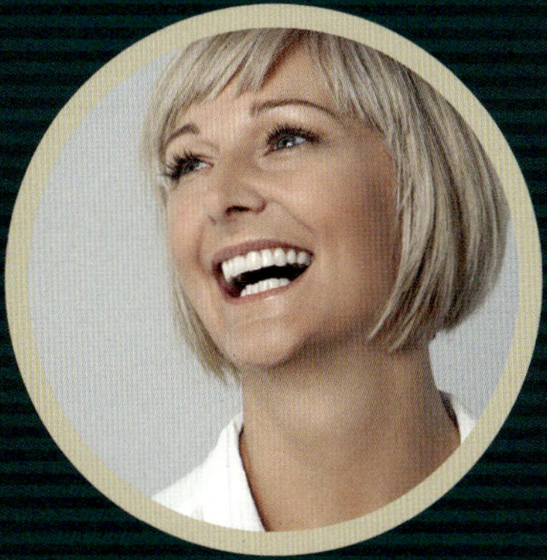

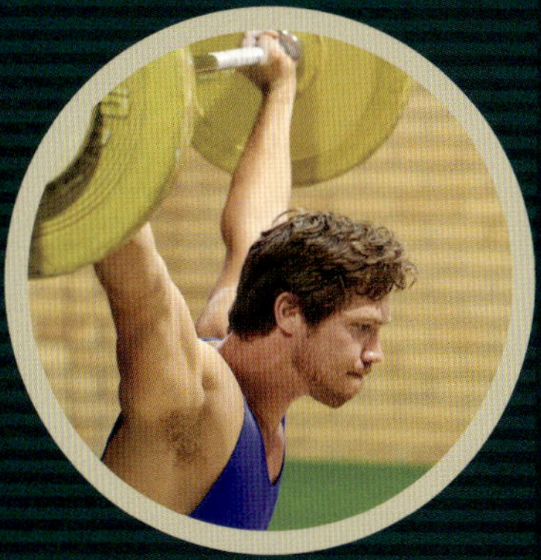

따라서 미소 짓거나 크게 웃을 때, 신체에 힘을 줄 때에도 힘이 발생한다.

표준 증례

#42~#32의 치경부를 함몰되게 한다.

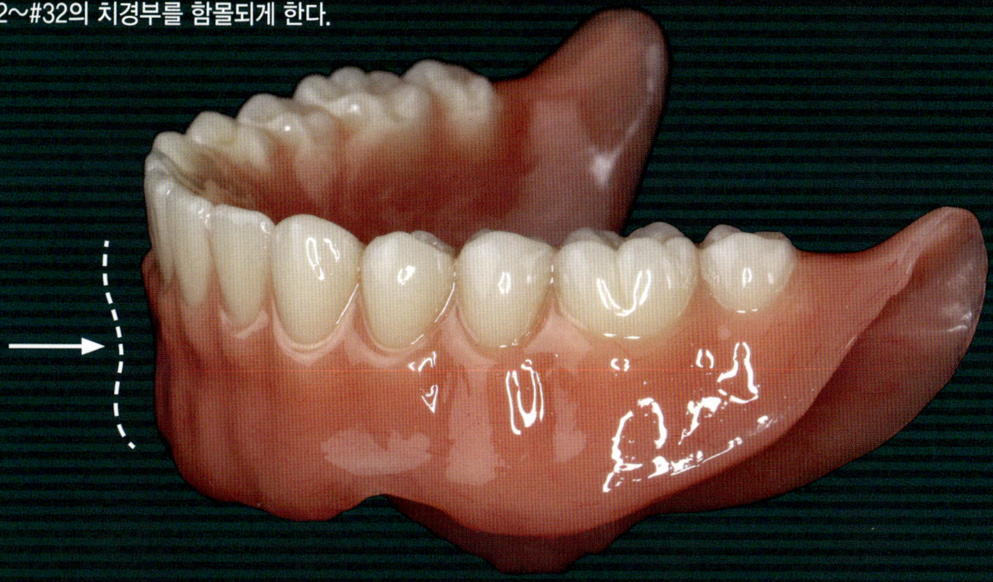

일반 증례의 경우 개구하거나 입꼬리를 올릴 때 구륜근에 의해 발생하는 하악 총의치의 후방 이동을 촉진하는 힘을 경감할 목적으로, 기공측에서 미리 #42~#32의 치경부를 함몰되게 제작하는 정도면 충분하다. 일반 증례의 경우 과도한 함몰 형태는 음식물이 낄 수 있으므로 주의한다.

구륜근이 강한 증례

● 원인을 찾는 방법

구륜근의 힘이 강해서 하악 총의치가 들뜨는 것인지 확인한다. 아랫입술을 앞으로 잡아당기거나 아랫입술이 의치에 접촉하지 않는 상태에서 개·폐구시킨다. 잡아당겼을 때 의치가 들뜨지 않고 손을 떼고 개·폐구했을 때 의치가 들뜨면 구륜근의 힘이 아랫입술을 민다고 볼 수 있다.

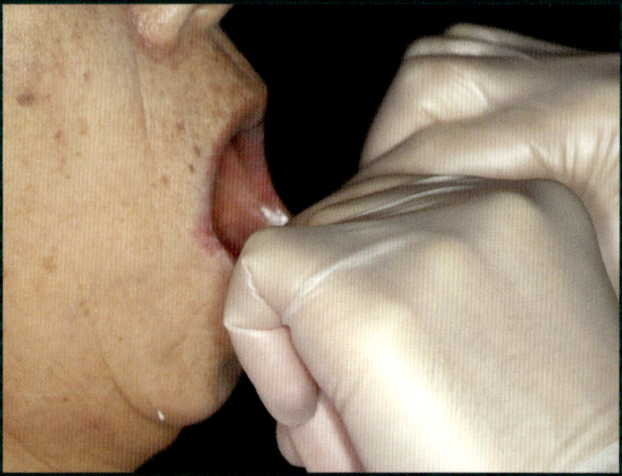

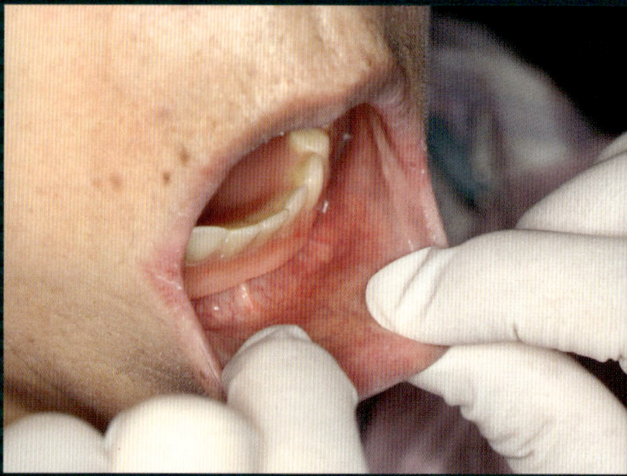

일반적으로 구륜근이 강한 증례는 아랫입술이 단단하고 두꺼우며, 잡아당기면 저항이 강하다. 상악도 같은 경향을 보인다.

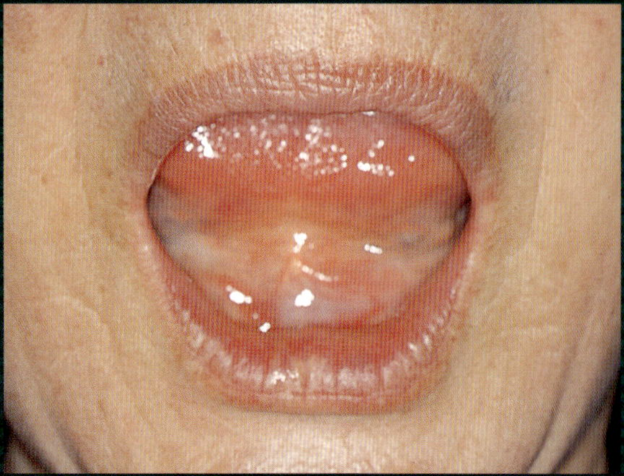

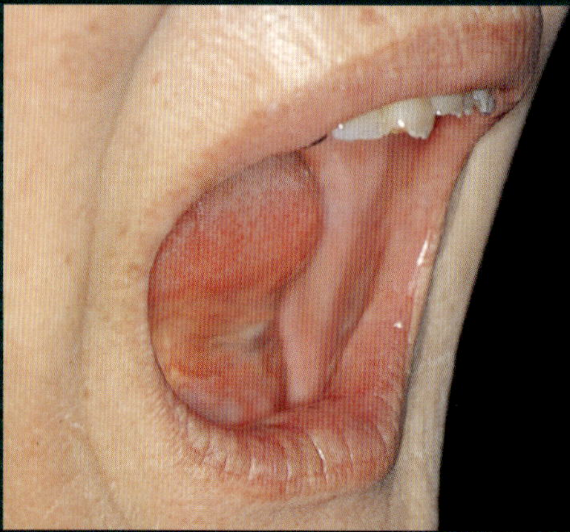

● 수압부를 찾는 방법

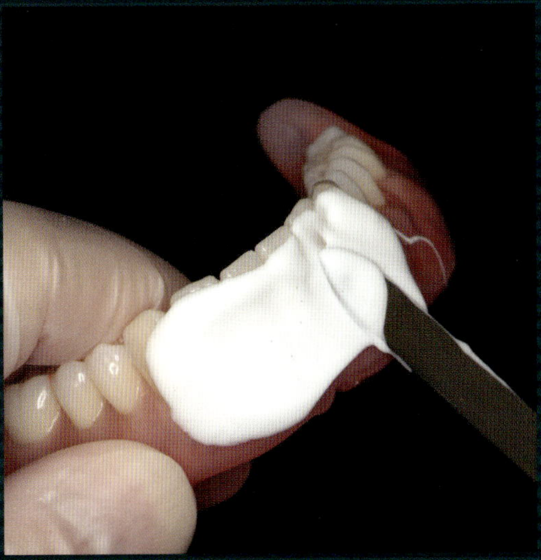

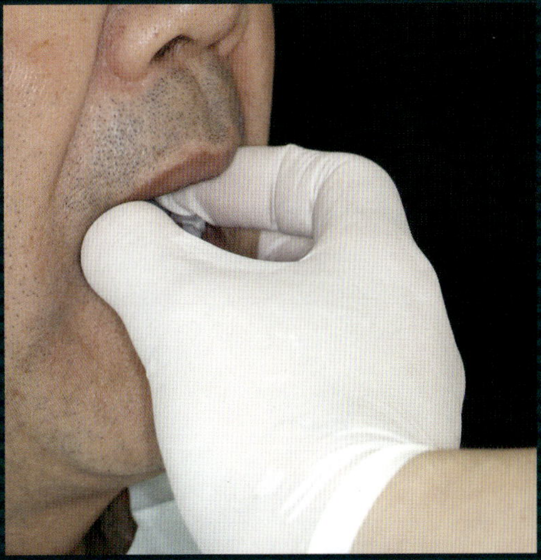

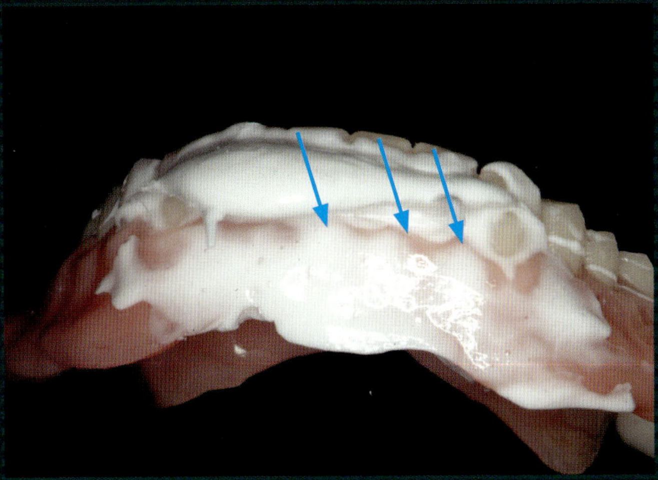

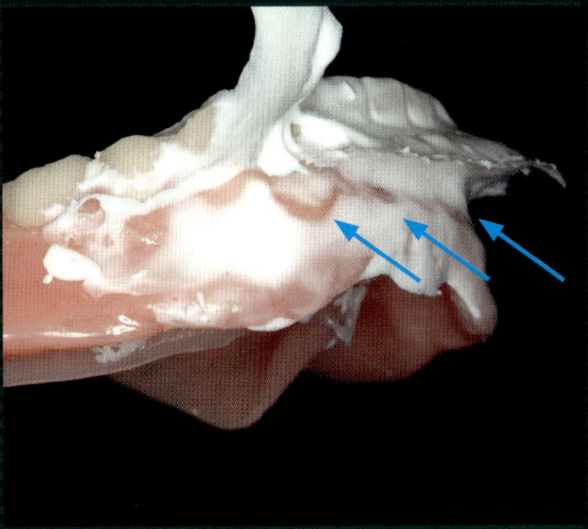

❶ Fit Checker를 하악 총의치 전치 순측면에 도포한다.
❷ 구강 내에 삽입한다.
❸ 환자에게 개구를 지시하고 의치가 들뜨지 않도록 술자가 잡고 경화를 기다린다.
❹ Fit Checker의 흔적을 보고 아랫입술의 수압부를 정확히 찾을 수 있다.

● 증례 1

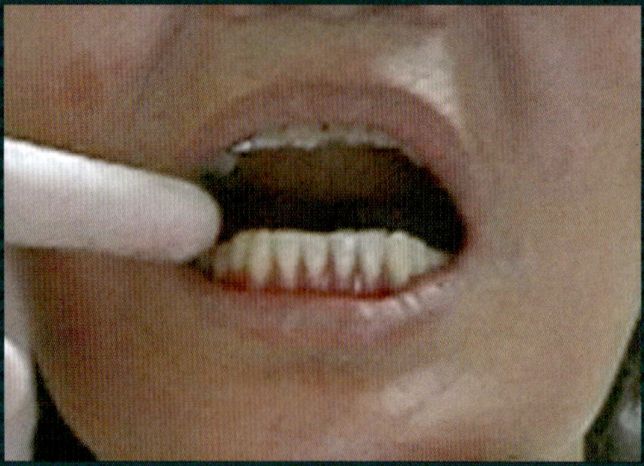

개구하면 하악 총의치가 들뜬다고 호소하였다. 개구하자 확실히 들떴다.

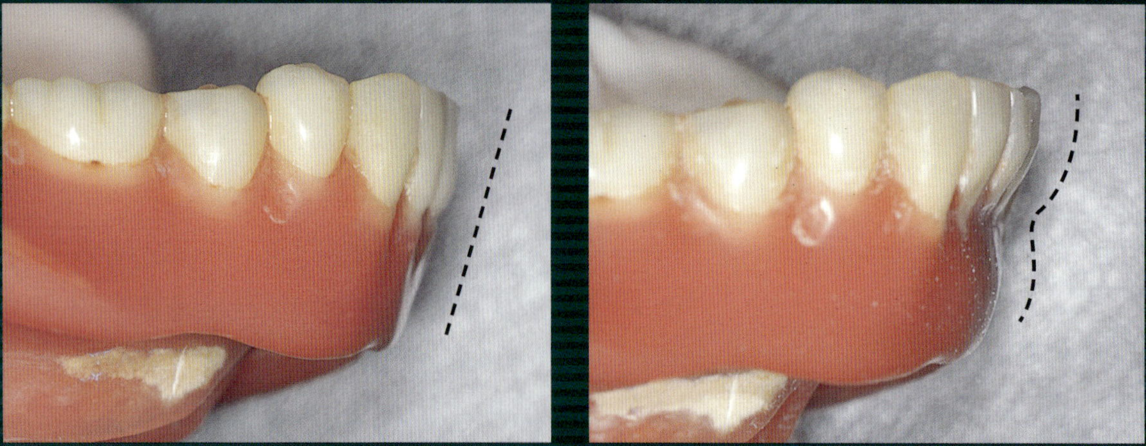

구륜근의 힘이 강해 아랫입술을 미는 것이 원인이었다. #42~#32의 치경부를 함몰되게 삭제한다.

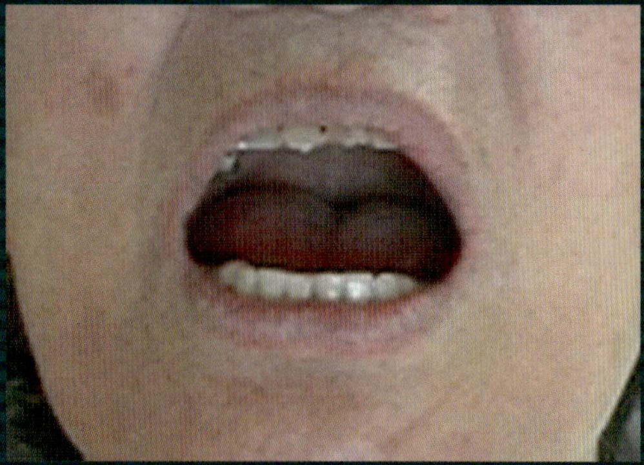

개구해도 의치가 들뜨지 않는다.

● 증례 2

평소 '이–' 하는 표정을 짓는다. 입꼬리가 올라가 있다.
개구하면 하악 총의치가 들뜬다.

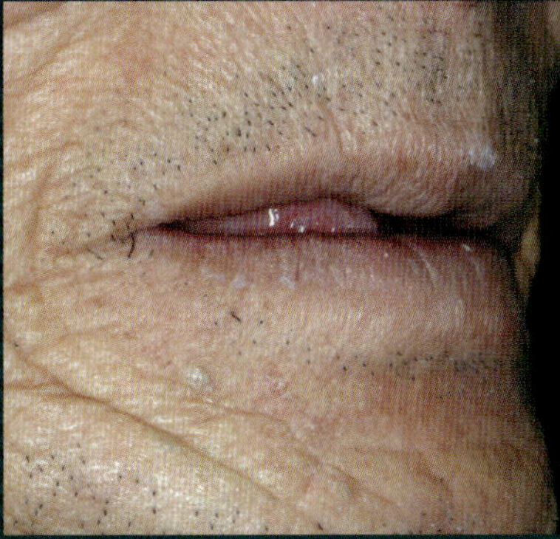

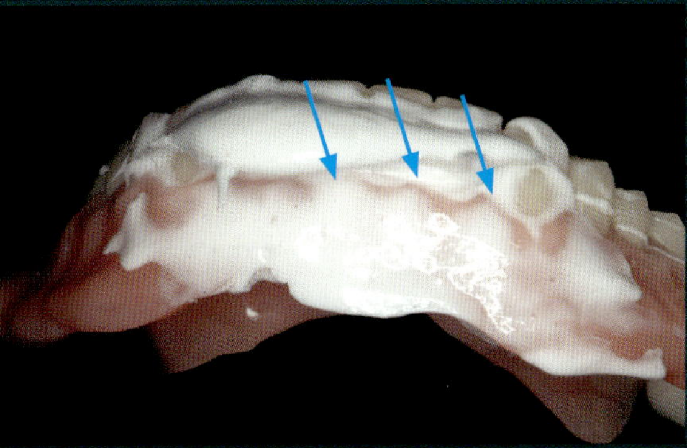

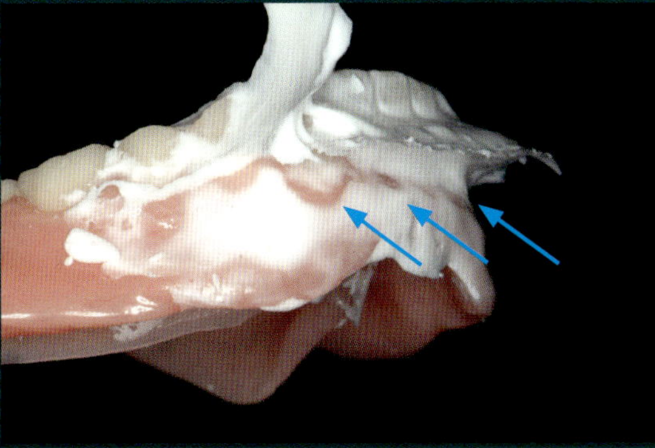

Fit Checker를 전치부 순면에 도포하고 개구 유지. 경화 후 아랫입술의 접촉을 확인한다.

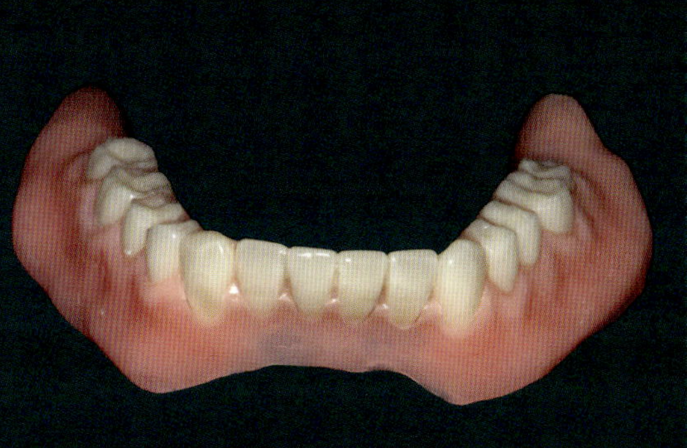

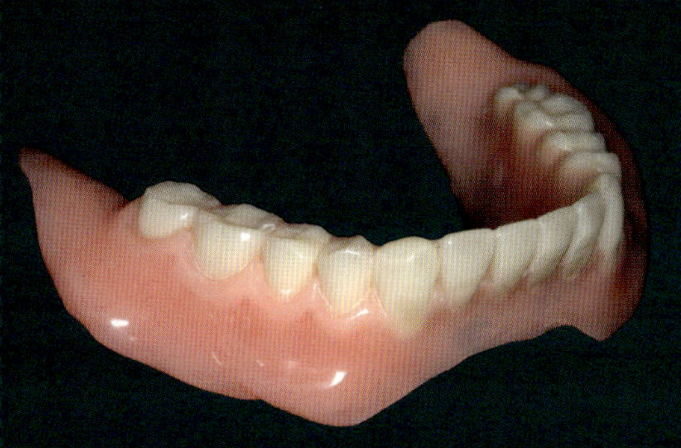

의치가 들뜨지 않을 때까지 아랫입술의 접촉을 삭제한다.

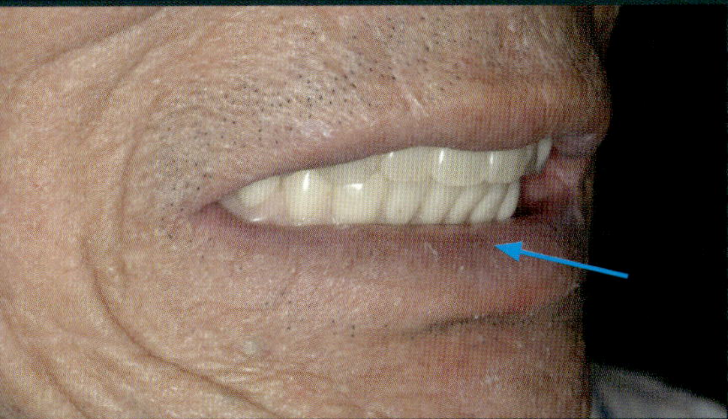

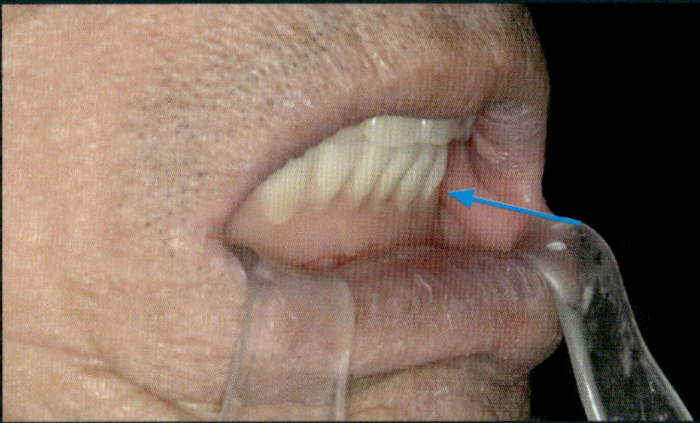

의치를 삭제한 후 입술과 조화.

● 증례 3

개구하면 외관상 보기에도 입술이 치조제를 누르는 증례.
입술이 펴져 광택마저 보인다. 이런 증례는 의치가 잘 뜬다.

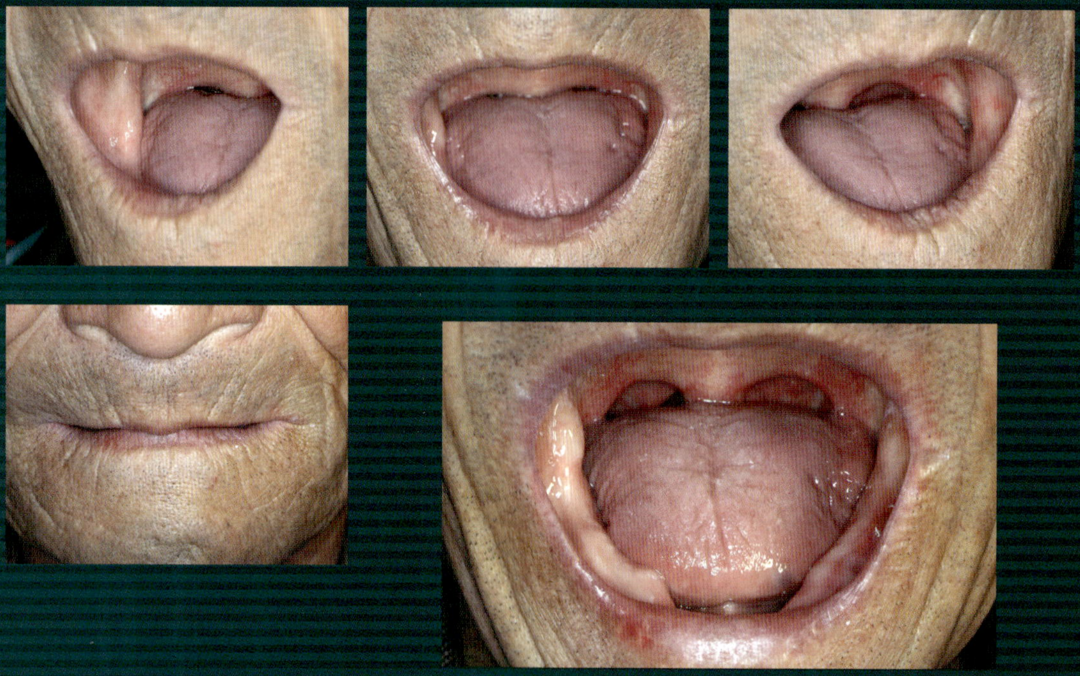

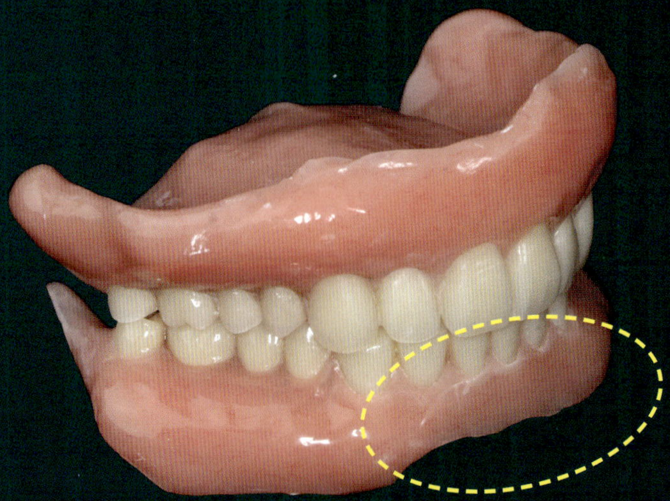

조정 후

● 증례 4

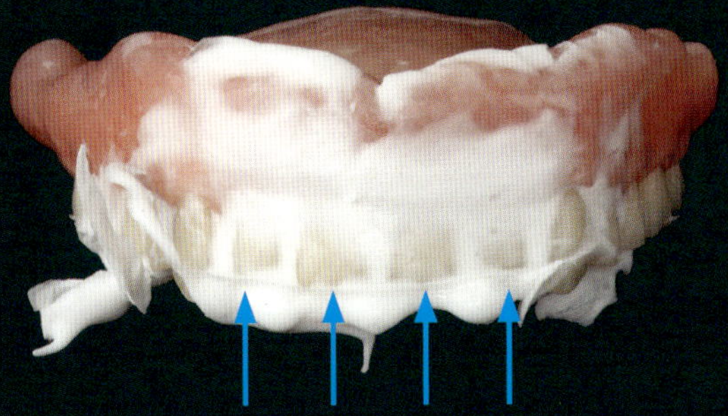

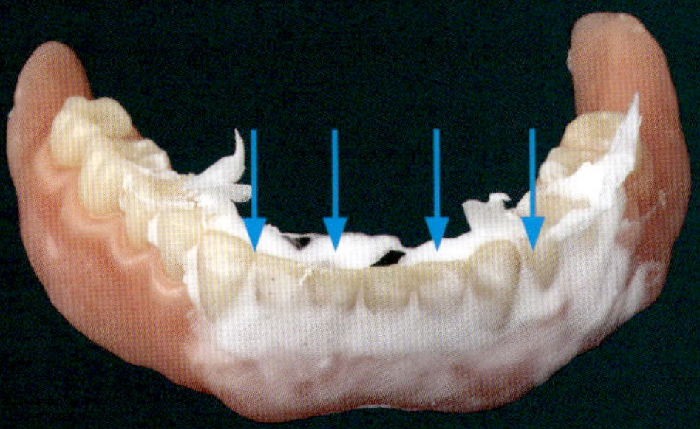

전치부 인공치에 접촉이 있는 증례는 심미적으로 허용 범위 내에서 인공치 순면을 삭제한다.
그래도 하악 총의치가 들뜨면 재부착해 전치 인공치를 삭제하고 안쪽으로 재배열한다.
상악 총의치가 떨어질 때도 마찬가지다.

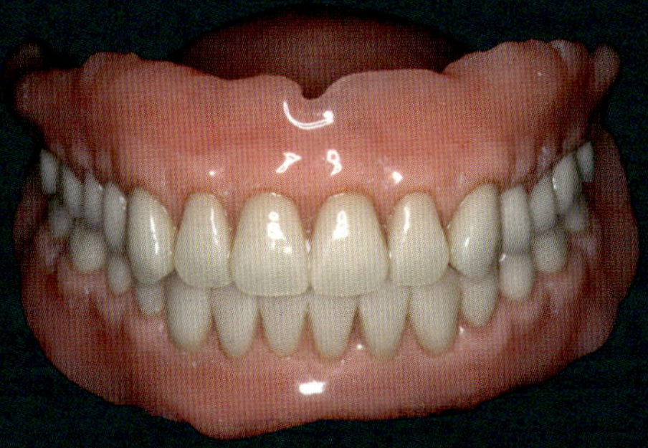

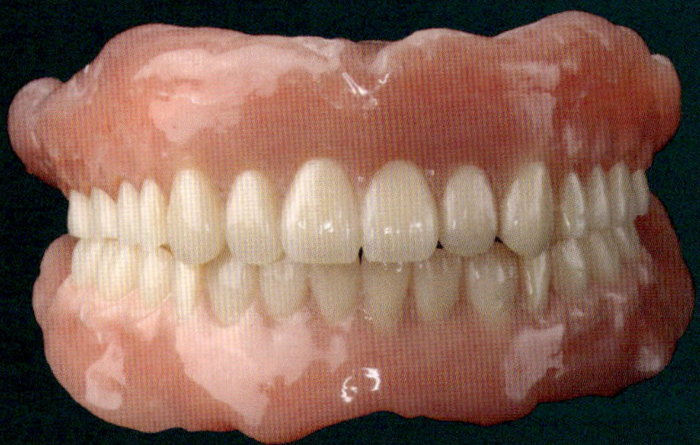

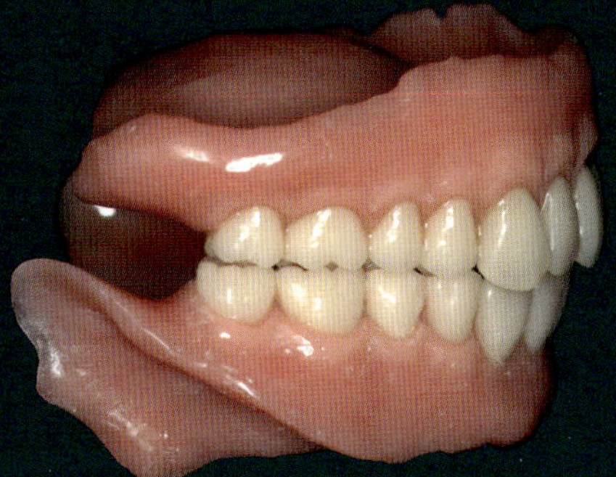

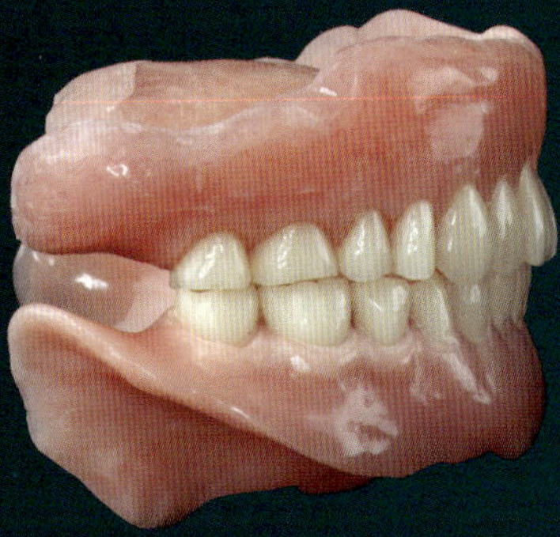

재부착 전

재부착 후

전치로 씹는 경향이 있어 상악 총의치가 헐거워져 상악만 rebase한다.

가압측 요인	① 구륜근의 힘 정도 ② 아랫입술의 위치 이동
수압측 요인	① 하악 전치부 치조제의 형태

전치부 치조제가 크게 흡수되어 평평해지면 전치부 구강전정이 왜소해지고 아랫입술의 기질적인 변화에 수반해 위치가 설측으로 이동한다.

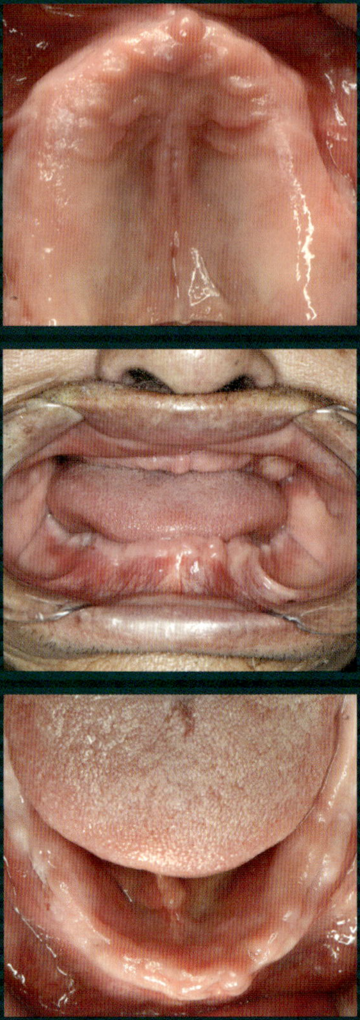

아랫입술의 위치 이동

적다

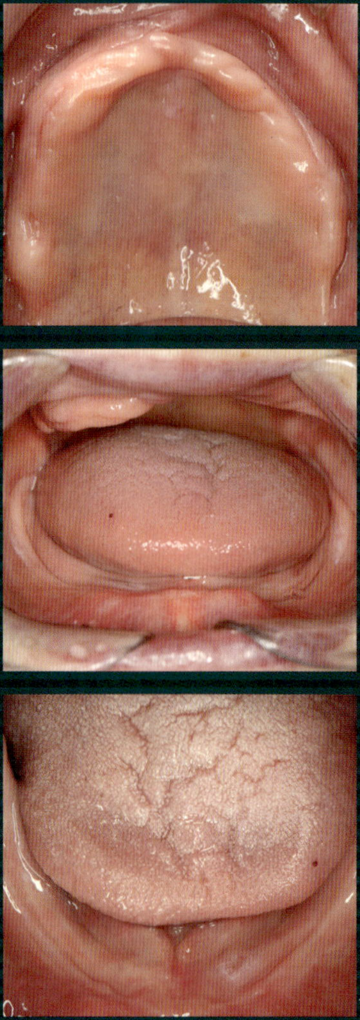

아랫입술의 위치 이동

중간

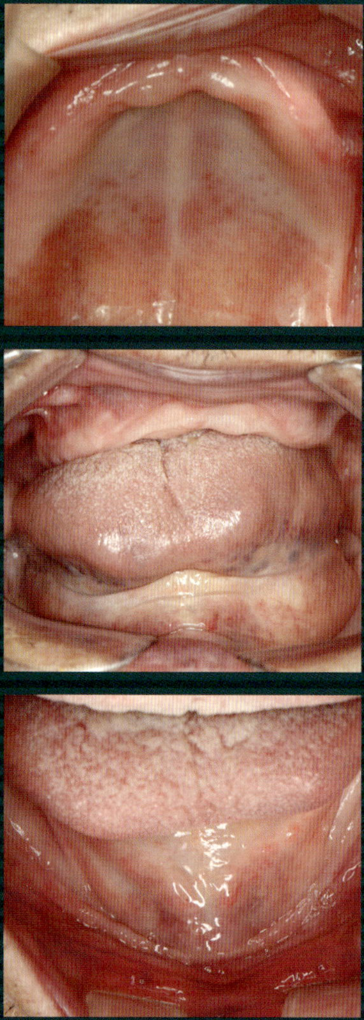

아랫입술의 위치 이동

많다

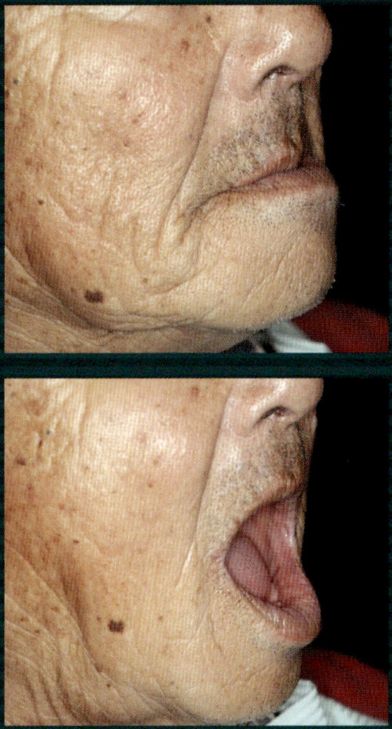

아랫입술의 위치 이동

적다

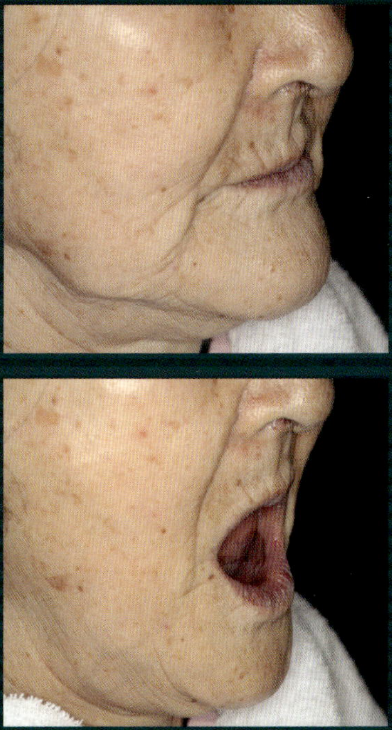

아랫입술의 위치 이동

중간

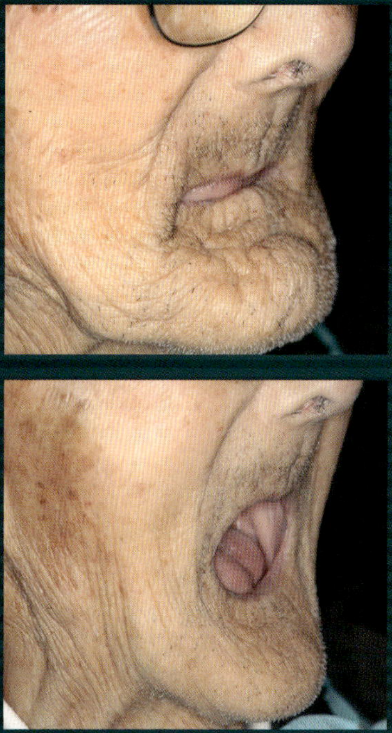

아랫입술의 위치 이동

많다

Causes of looseness
of suction effective
mandibular complete denture

8

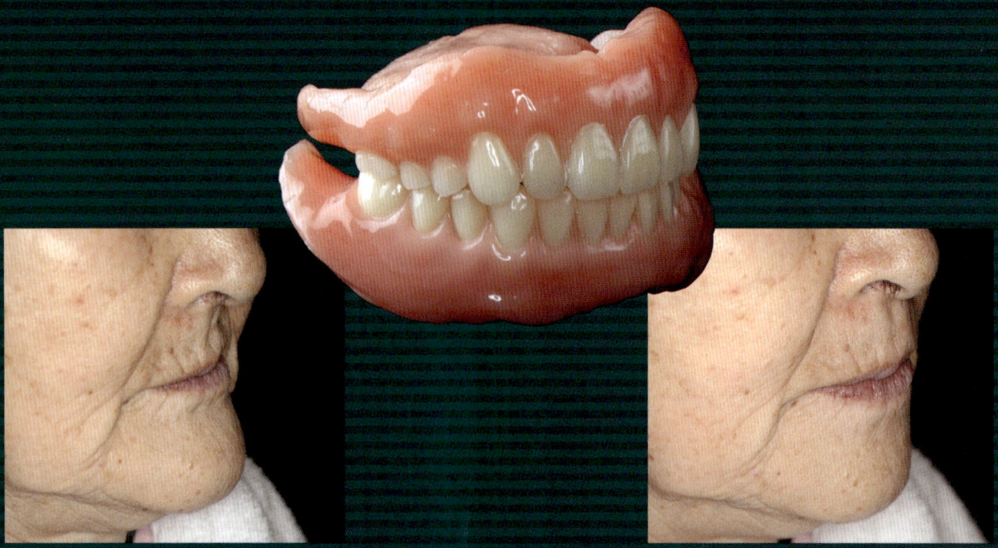

보통은 적절한 lip support로 입 주변의 심미를 회복한다.

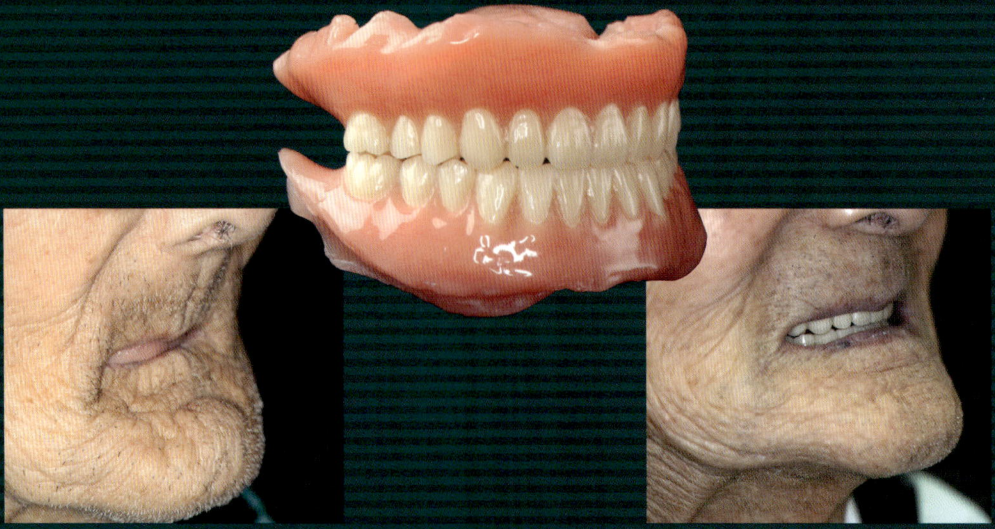

그러나 아랫입술이 후방으로 크게 이동한 증례는
전치부 인공치를 그 위치에 맞춰 배열한다.

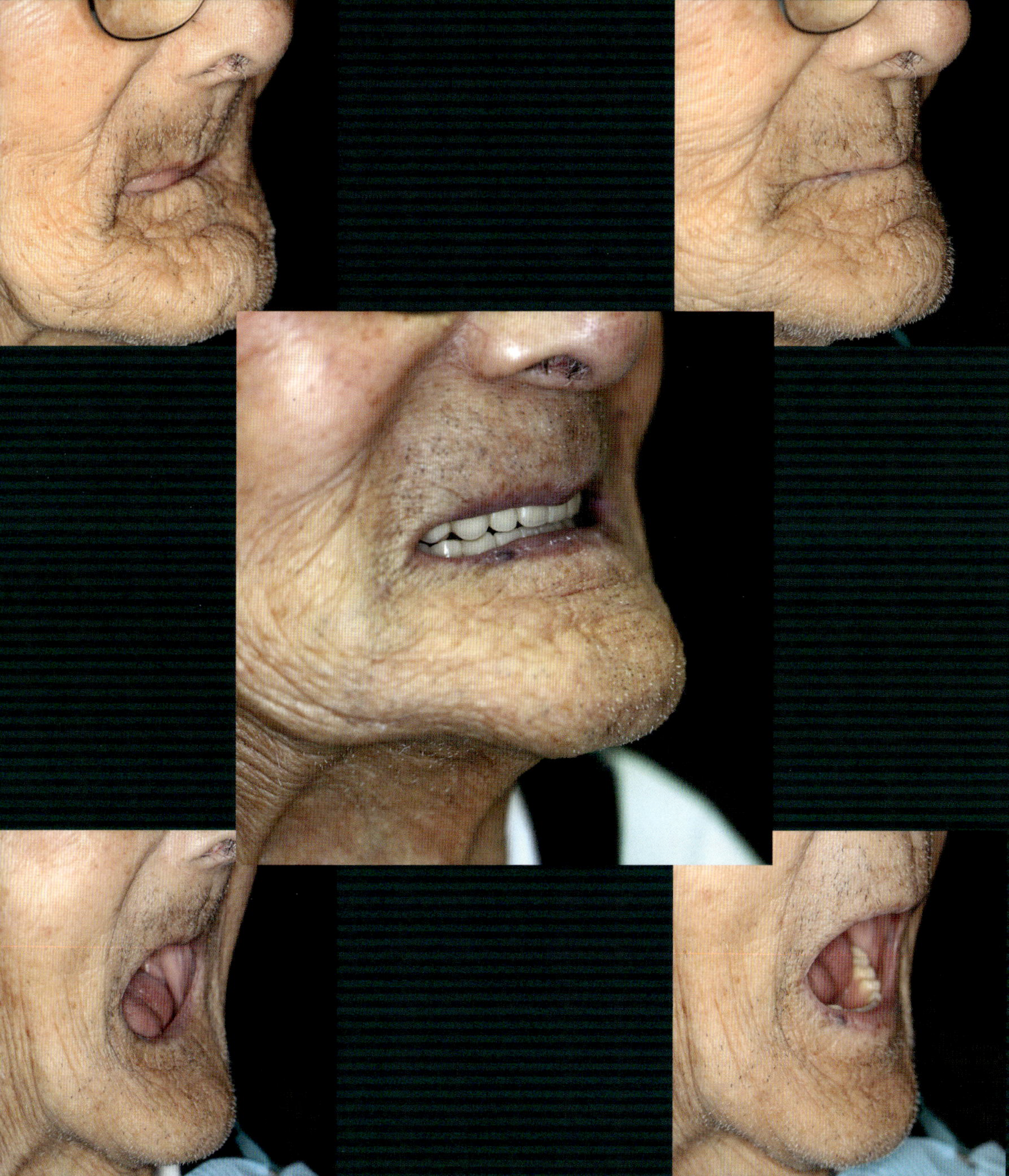

가압측 요인	① 구륜근의 힘 정도 ② 아랫입술의 위치 이동
수압측 요인	① 하악 전치부 치조제의 형태

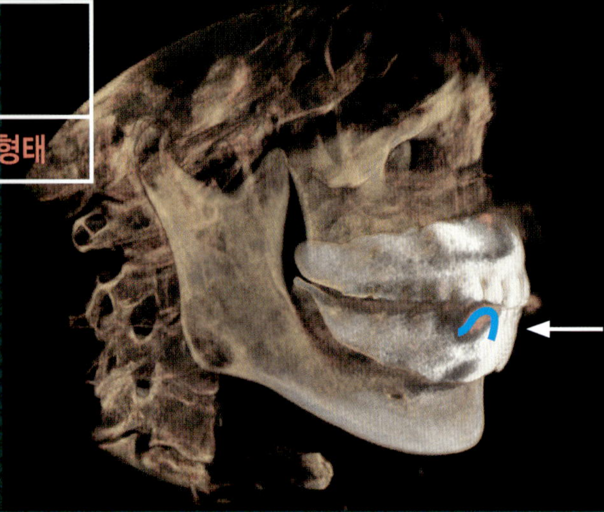

아랫입술의 힘을 저지하는 전치부 치조제가 없으면 하악 총의치는 들뜨기 쉽다.

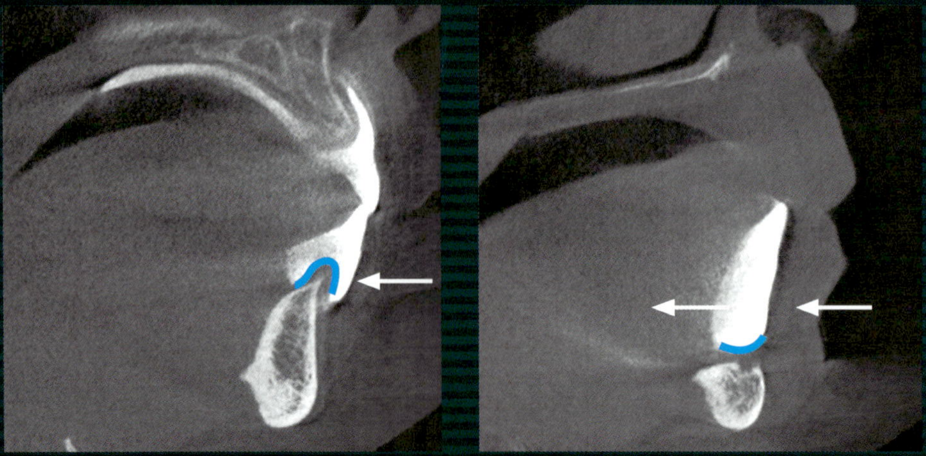

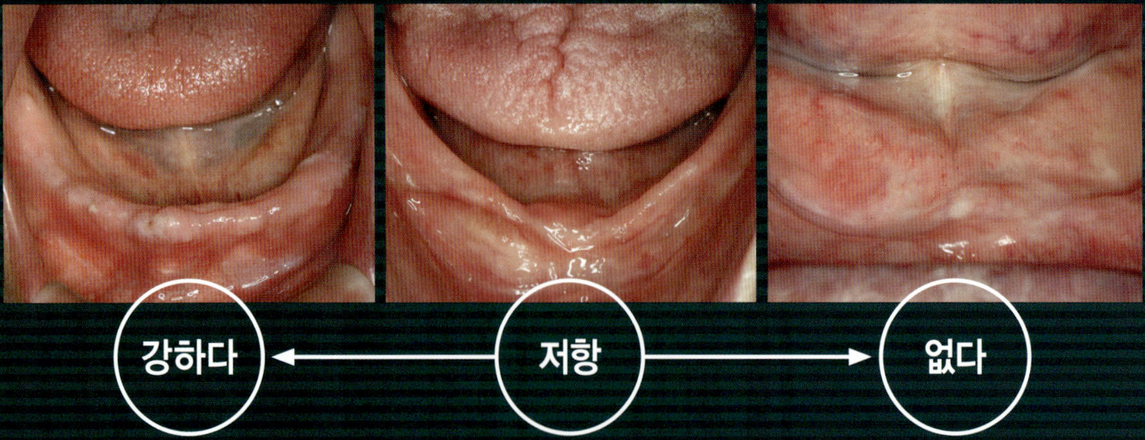

전치부 치조제가 아랫입술의 힘을 저지하는 저항원이 된다.

함몰된 증례

전치부 치조제가 함몰된 증례는 돌출에 반대되는 형태이므로 아랫입술의 힘을 저지하는 저항원으로 이용할 수도 있다.

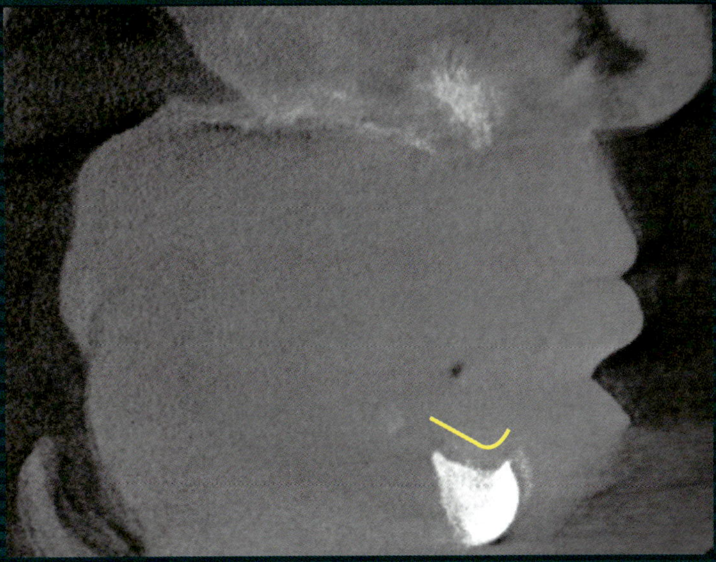

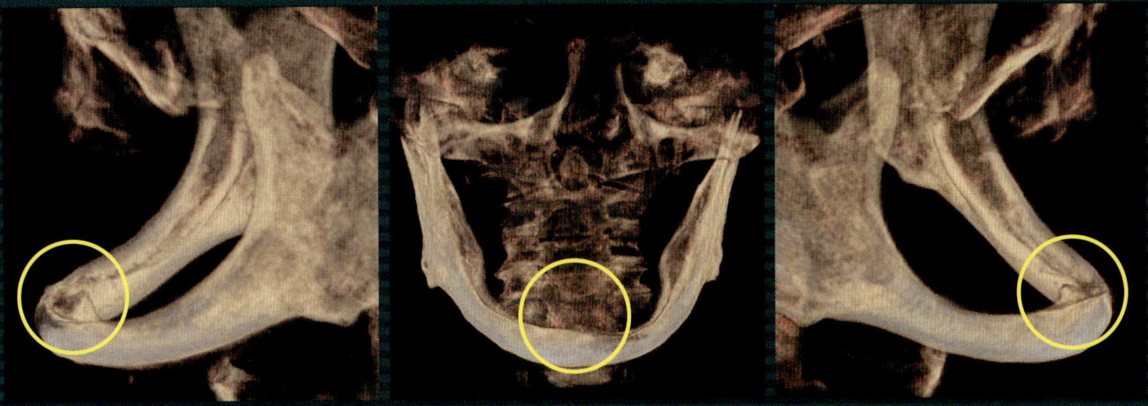

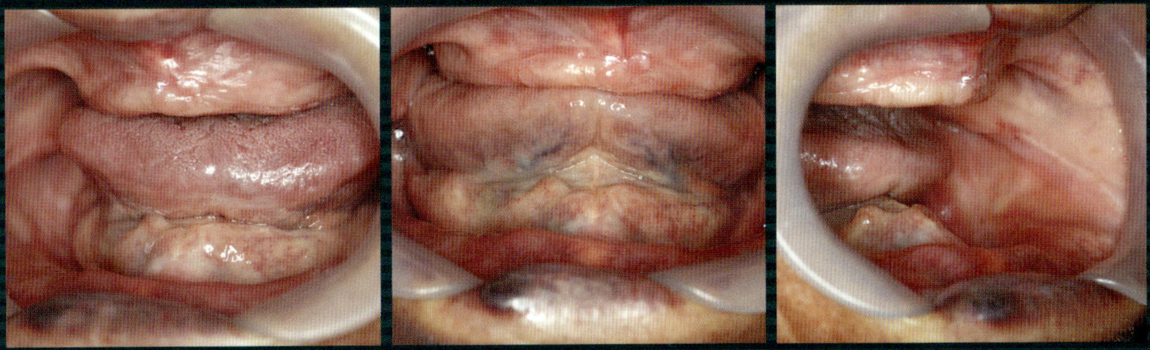

전치부 치조제가 함몰된 증례는 이극(mental spine)에 의해 함몰 형태가 만들어지는 경우가 많다.

8

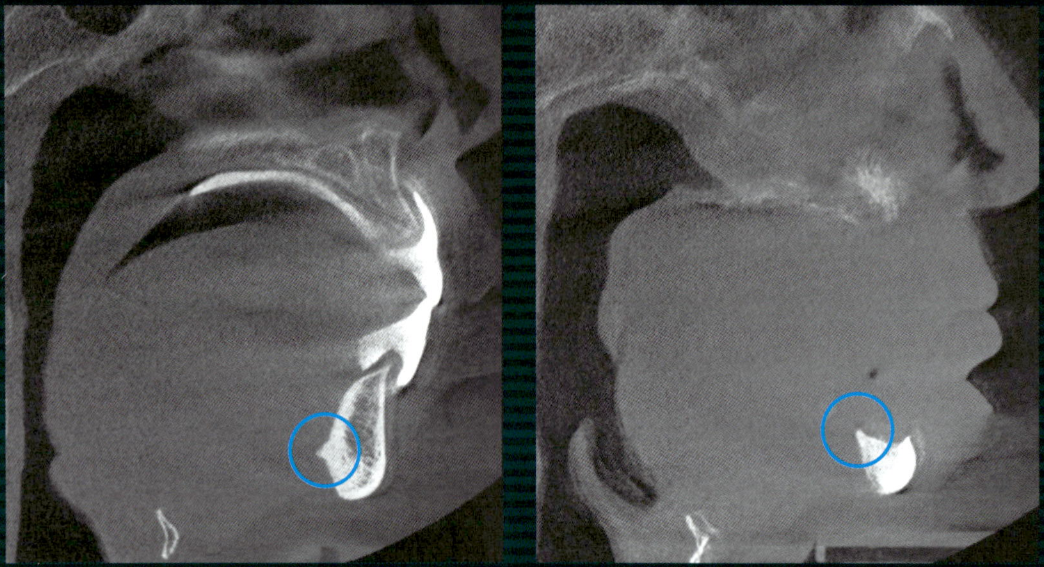

흡수가 적은 전치부 치조제의 이극과 비교하면 치조제의 흡수 정도를 쉽게 알 수 있다.

Flabby gum 증례

치조제에 출현 가능성이 높은 점막조직.
치조골의 흡수와 점막비후 및 점막하조직의 섬유성 증식이 관찰되는데, 부적절한 의치의 장기 사용에 따른 만성적이고 기계적인 자극이 원인이다.
상악 전치부가 호발 부위다.

(일본보철치과학회 편: 치과보철학 전문용어집 제2판. 2004)

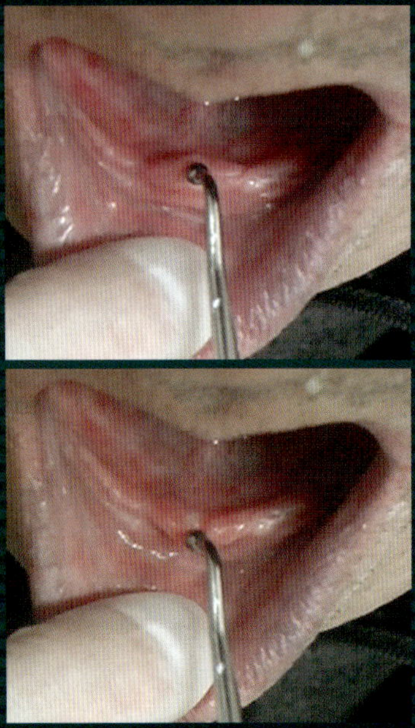

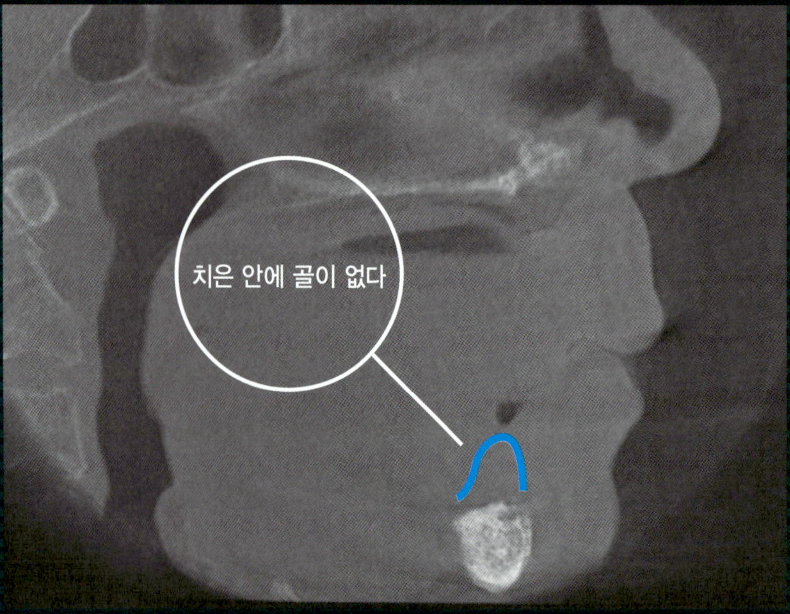

Flabby gum 내부에 골이 없는 증례가 많은데 아랫입술의 힘을 저항하기에 약하다.

Retromolar pad부

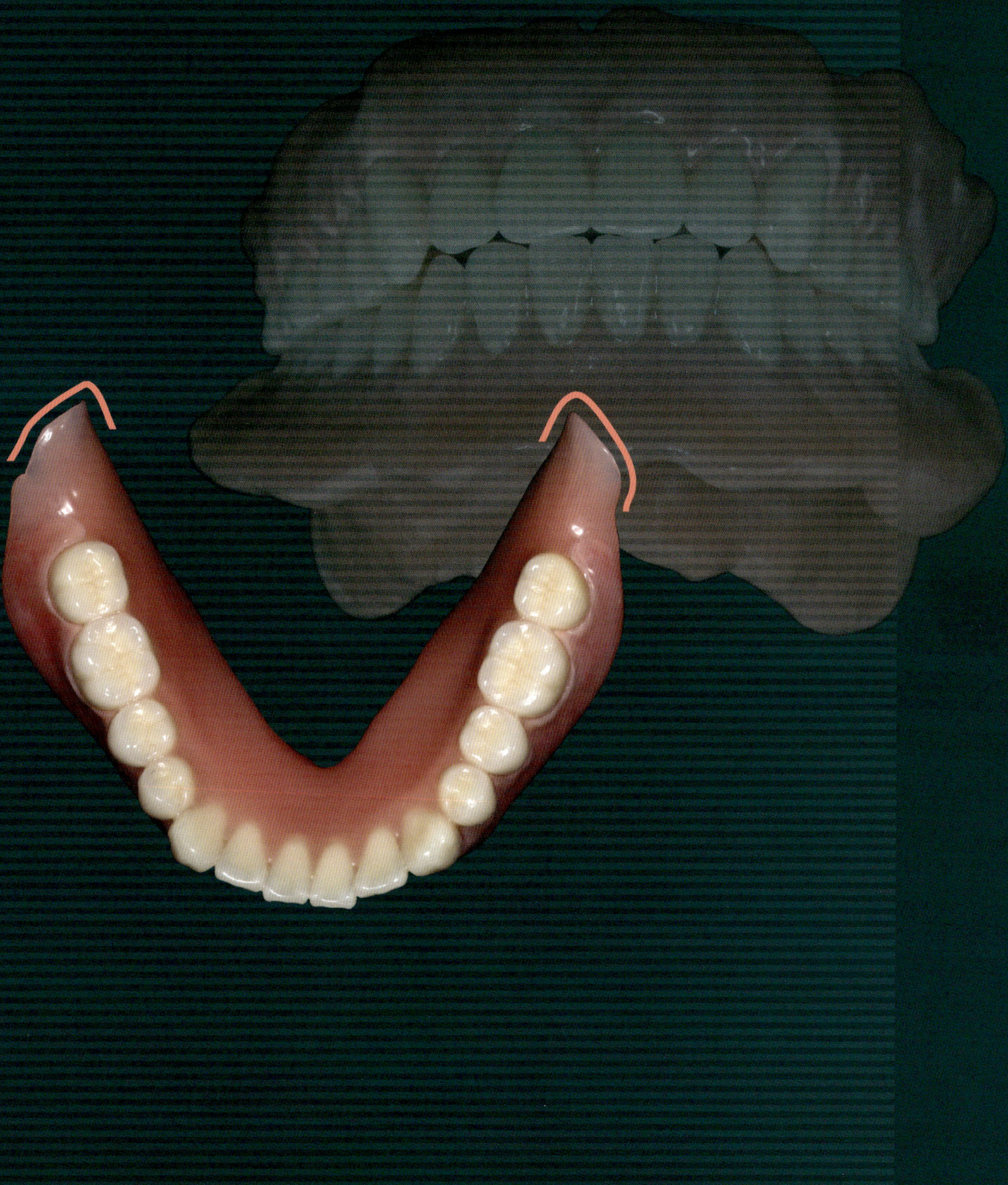

의치가 들뜨는 원인

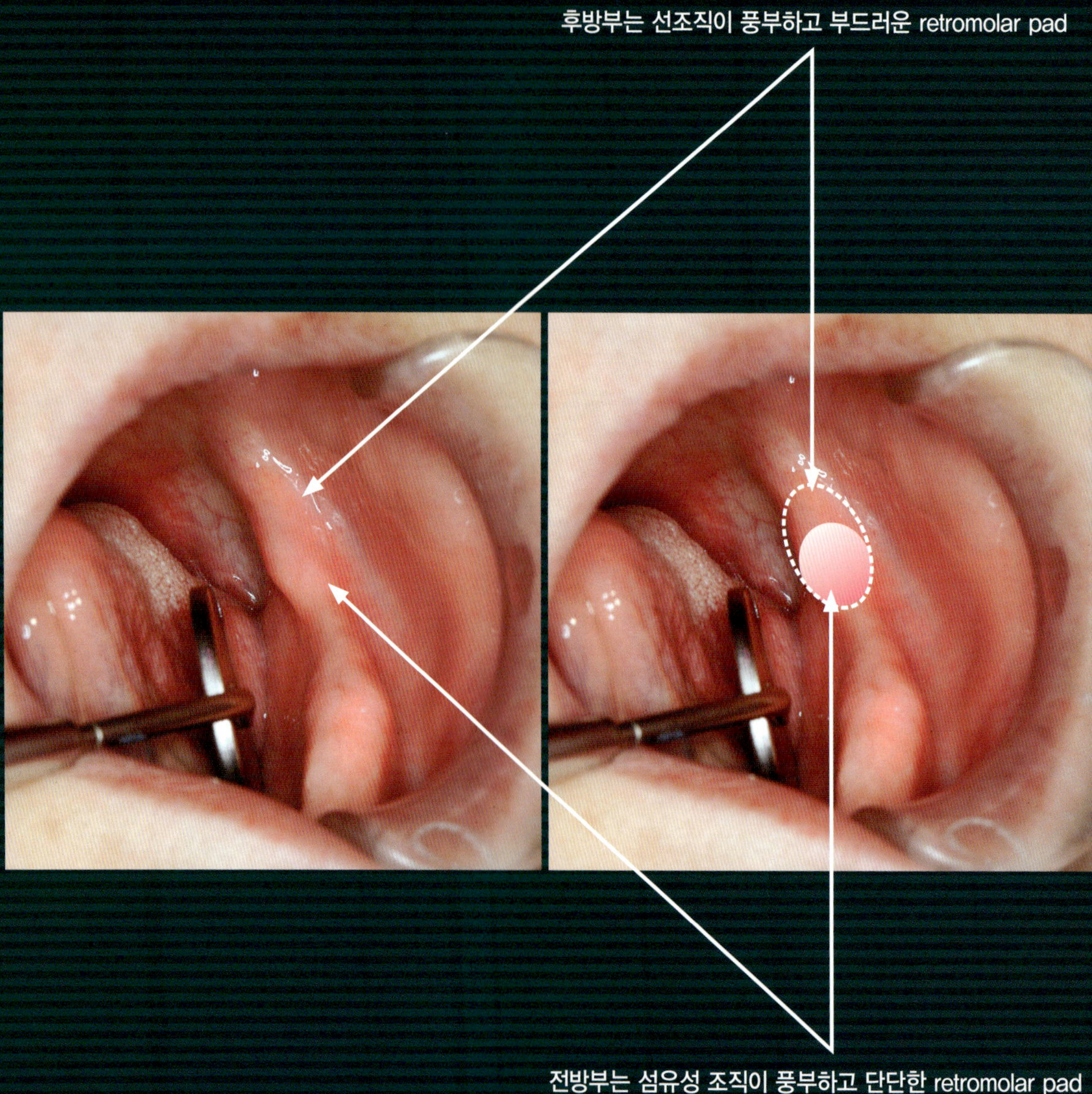
후방부는 선조직이 풍부하고 부드러운 retromolar pad
전방부는 섬유성 조직이 풍부하고 단단한 retromolar pad

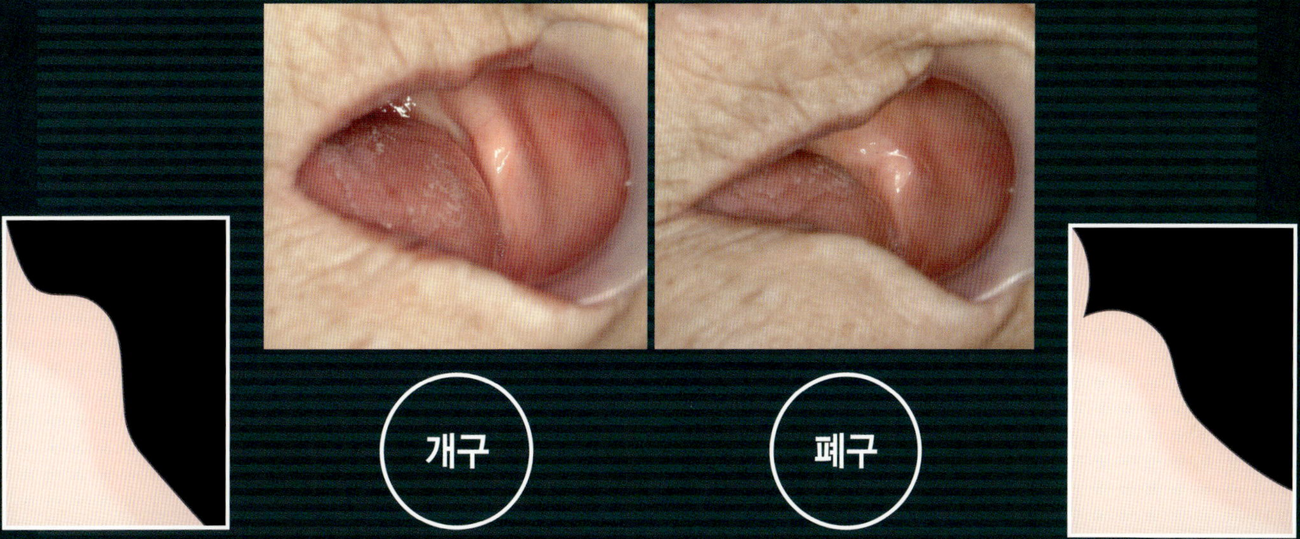

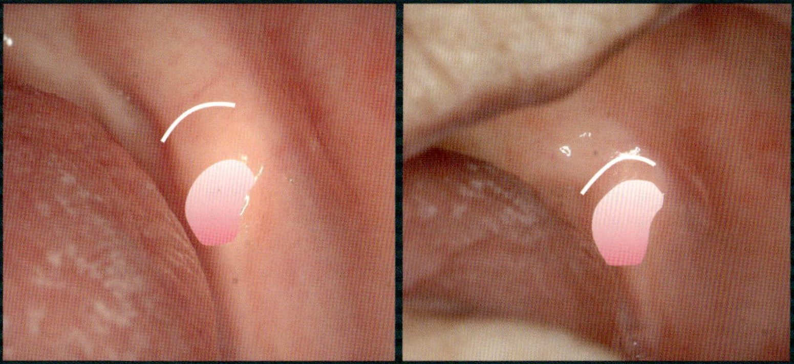

개구 시 retromolar pad는 익돌하악주름에 끌려가 일어서는 형태가 된다. 폐구하면 retromolar pad 후연부가 접히고 전방의 단단한 부분은 크게 변하지 않지만, 후방의 부드러운 부분은 설측으로 넘어가 형태가 변한다.

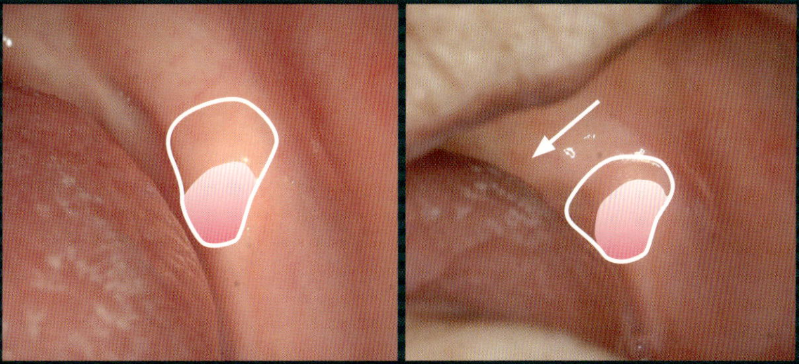

8

개구인상

폐구인상

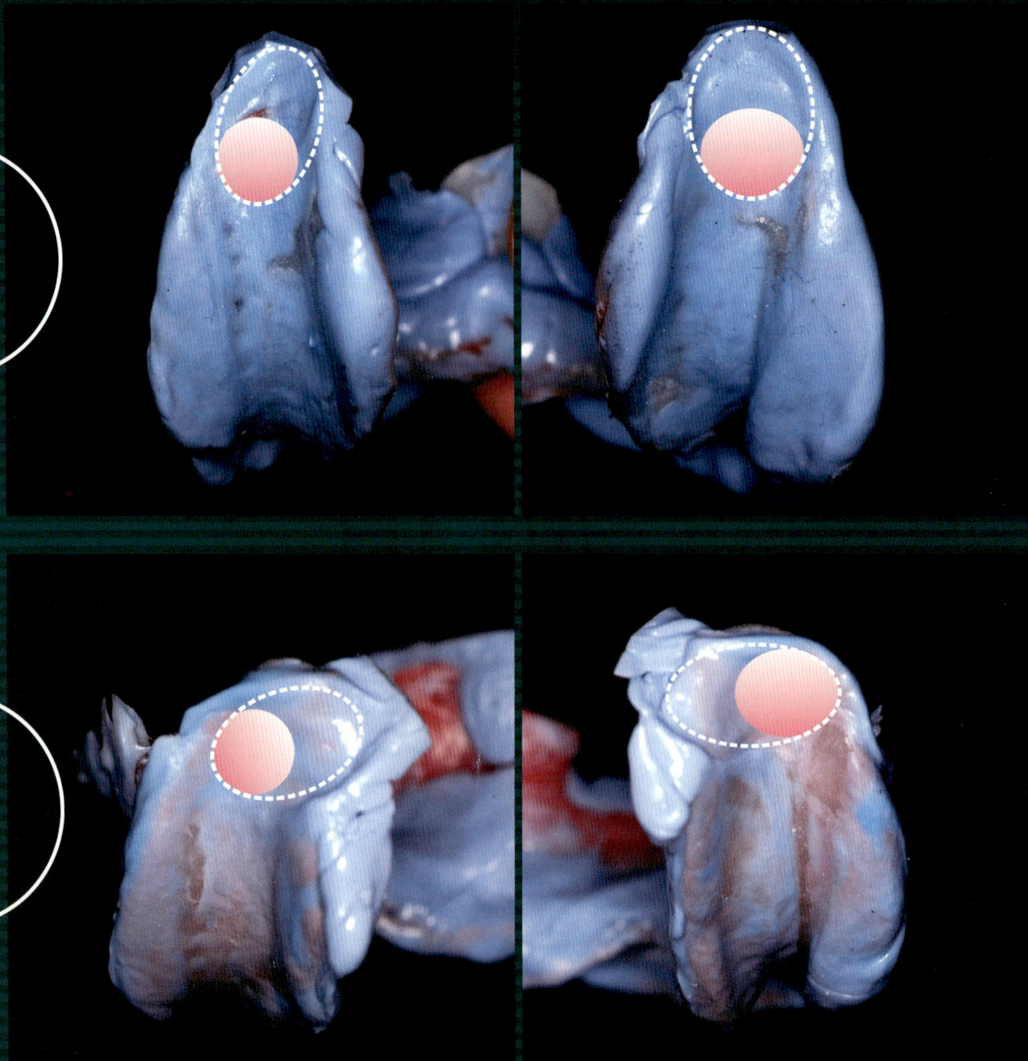

누카자와(糠沢真壱, 후쿠오카현 개업) 선생이 제공해주신 의치 사진

흡착 인상법은 폐구 기능 인상이므로 기본적으로 폐구 상태의 구강 내부를 인상한다. 따라서 설측으로 넘어진 retromolar pad의 형태를 인상하므로 retromolar pad 설측에 언더컷이 생기기 쉽다.

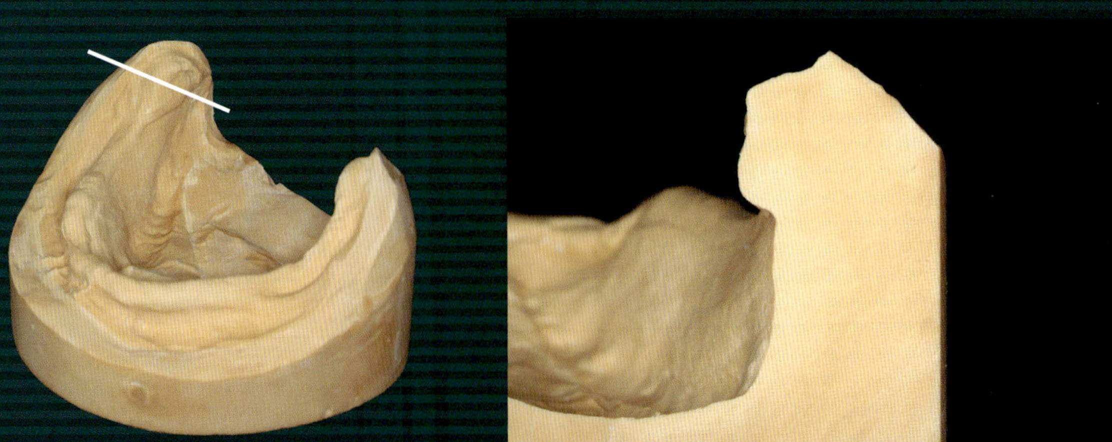

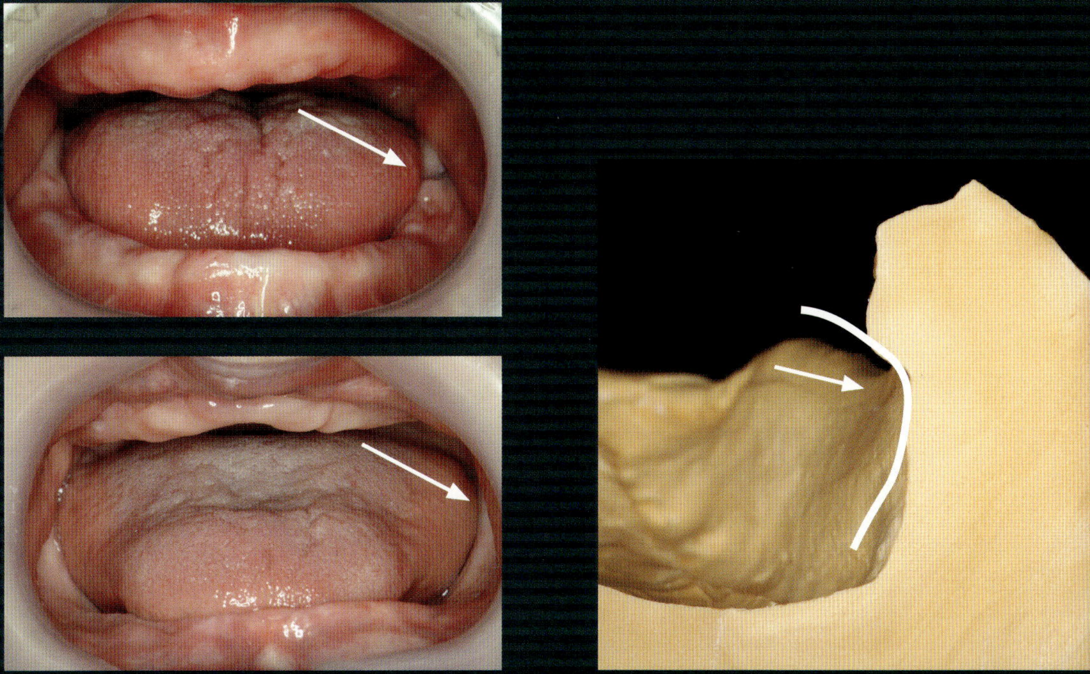

폐구 상태에서는 혀의 측면이 retromolar pad의 설측 하방 언더컷에 딱 들어맞는다.

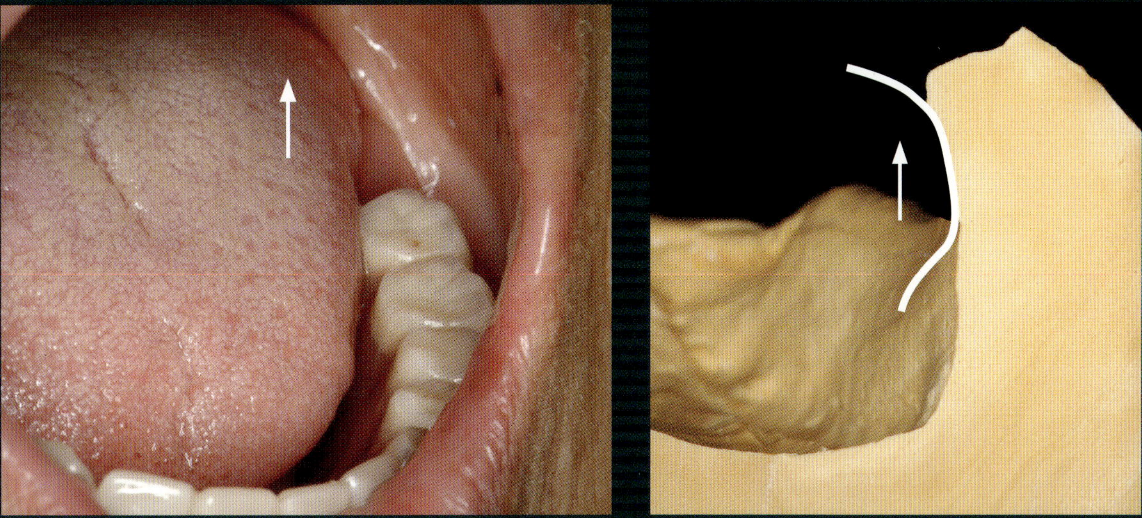

개구하면 혀의 측면이 retromolar pad 설측을 상방으로 이동해 스쳐 올라간다.

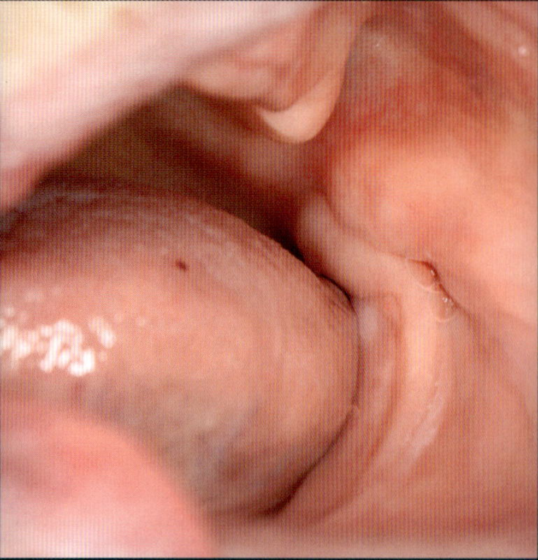

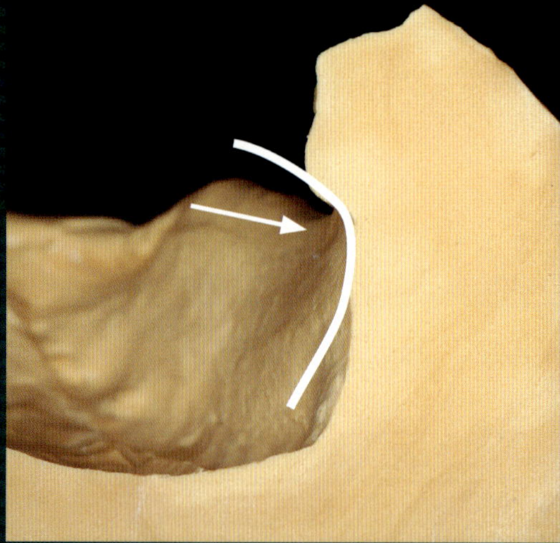

원래 접촉하는 혀의 측면과 retromolar pad 설측 하방부에 무리하게 의치를 삽입하므로 그 부위의 상의 두꺼우면 위화감을 느껴 아래와 같은 증상을 호소하는 환자가 있다.

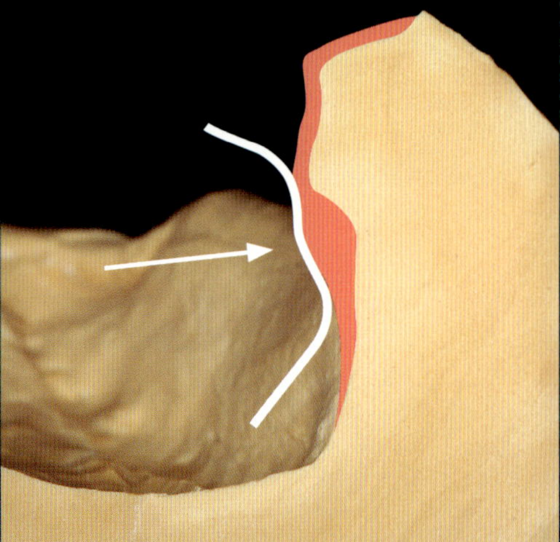

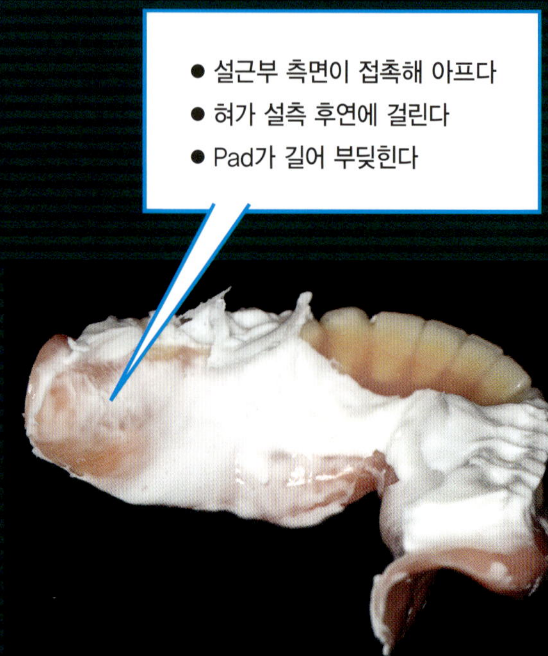

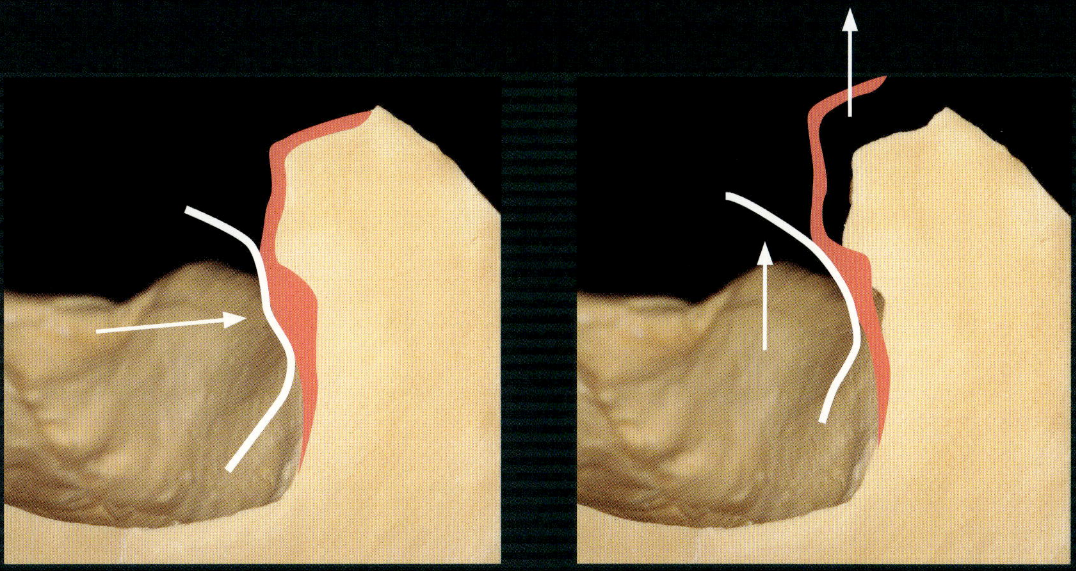

Retromolar pad 설측 하방의 언더컷부 의치상이 두꺼우면 개구 시 혀의 측면이 상방으로 이동해 올라가고 의치상을 눌러 들뜰 수 있다. 의치 후방부가 살짝 뜨는 특징이 있다.

개인 트레이·기초상이 들뜬 증례와 대처법

탈착이 가능한 범위에서 retromolar pad 설측의 언더컷을 제거해야 하는데 제거량을 최소화한다.

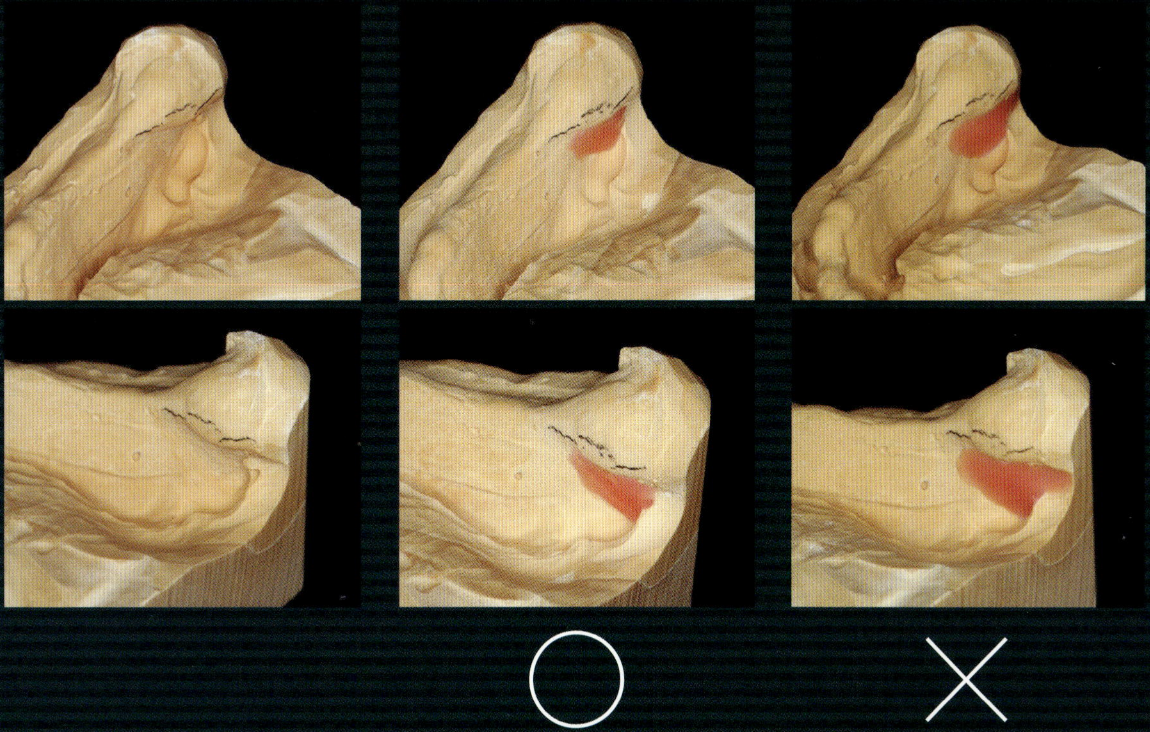

1 처음 하는 작업

Retromolar pad 설측 하방에 있는 언더컷부의 두께를 가급적 얇게 만든다.

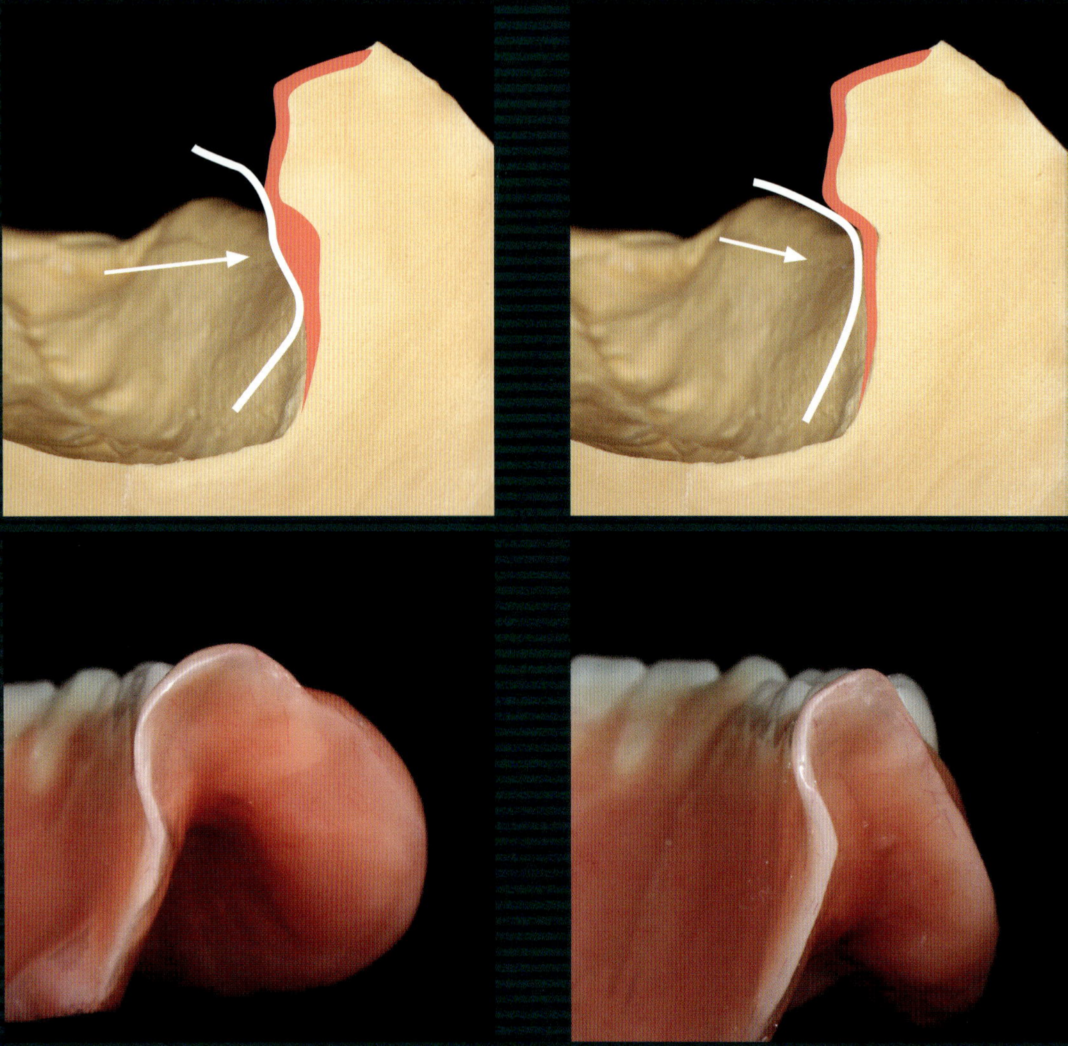

의치가 들뜨지 않고 혀를 방해하지 않는 쾌적한 의치가 완성된다.

② 착탈 시 언더컷에 걸리는 경우와 대처법

❶ Retromolar pad 설측 하방에 있는 언더컷부의 의치상 점막면을 삭제하는데, 가급적 탈착이 가능한 범위에서 삭제량을 최소화한다.

❷ 동일 부위의 연마면을 삭제하고 가급적 얇게 만든다.

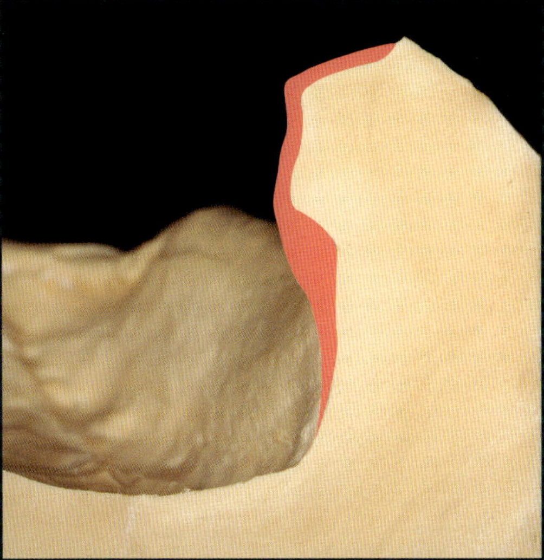

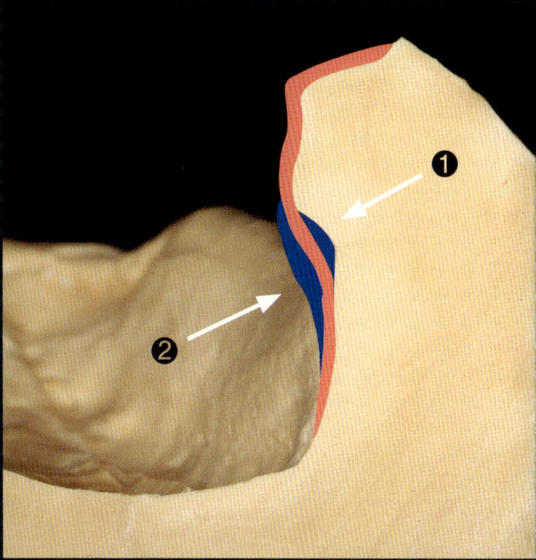

이 작업은 치과기공사가 아닌 반드시 치과의사가 책임을 지고 구강 내에서 확인하면서 진행하고 순서가 바뀌지 않도록 주의한다.

3 현저한 언더컷이 존재하는 경우와 대처법

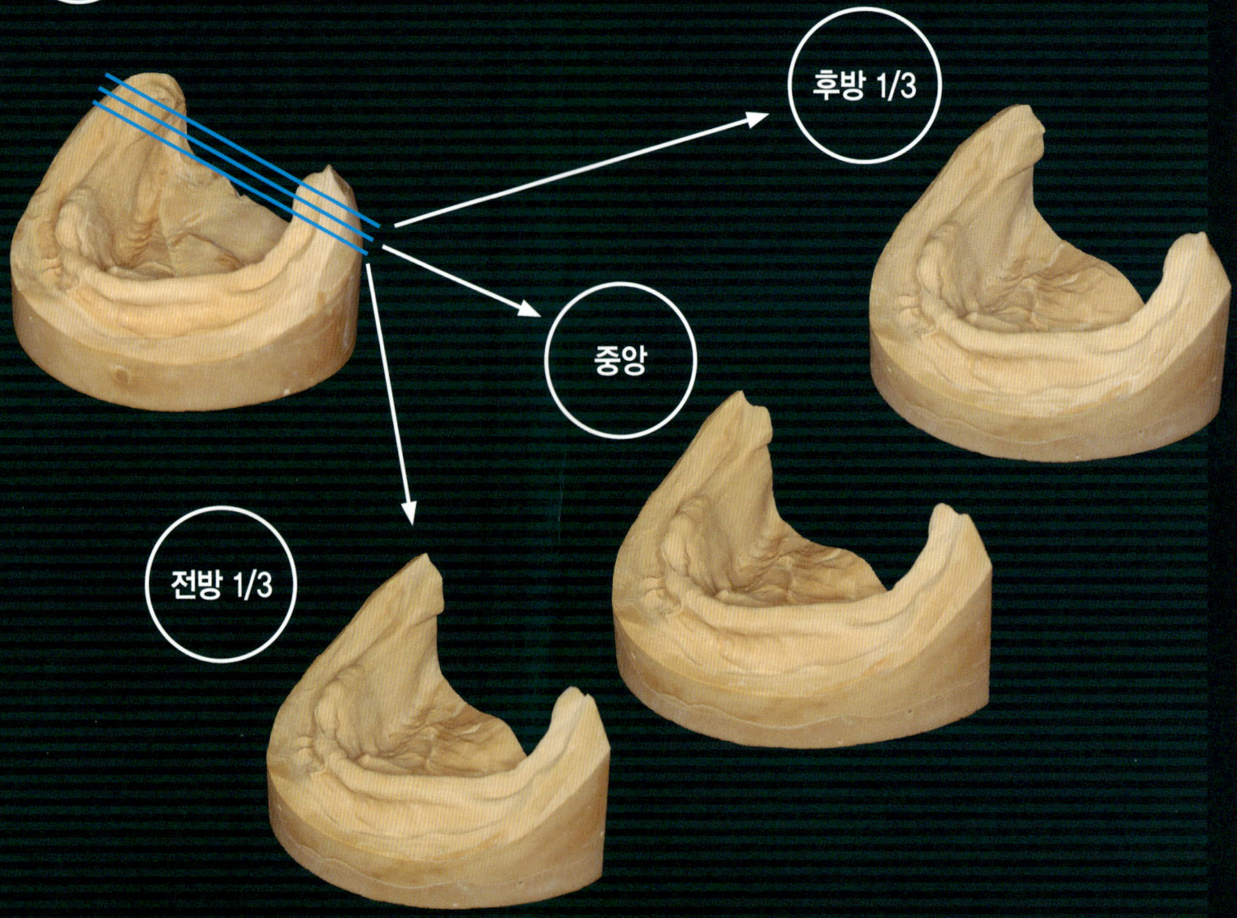

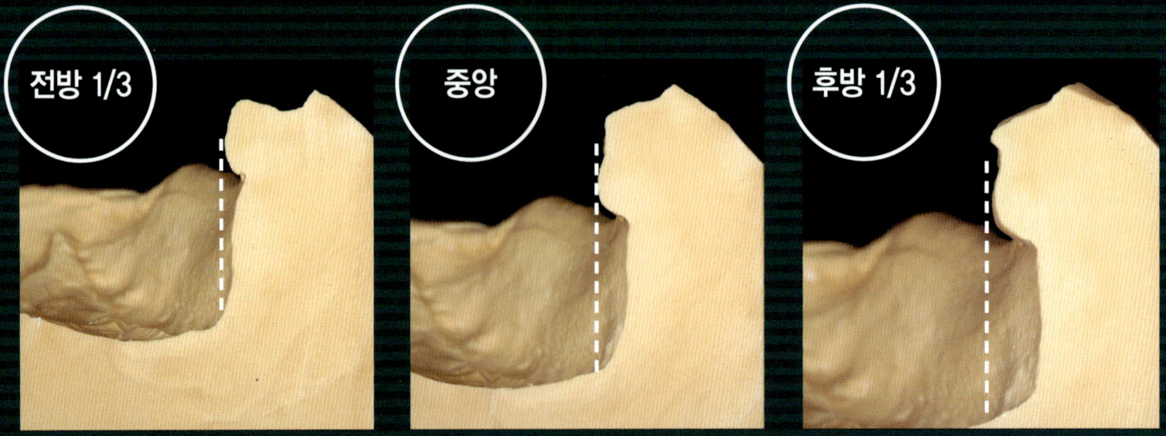

보통 retromolar pad의 언더컷은 근심으로 갈수록 약해진다.

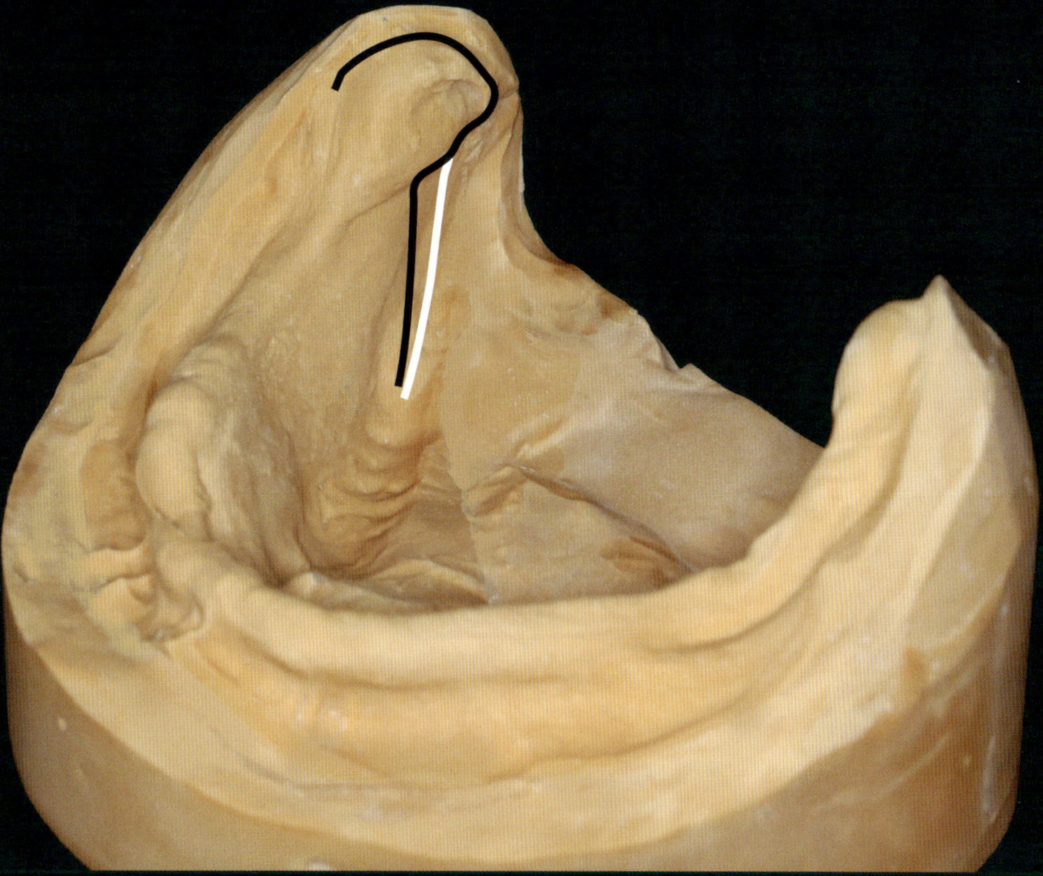

의치상의 설측 후방 선을 전방으로 이동한다.

8 악설골근선부

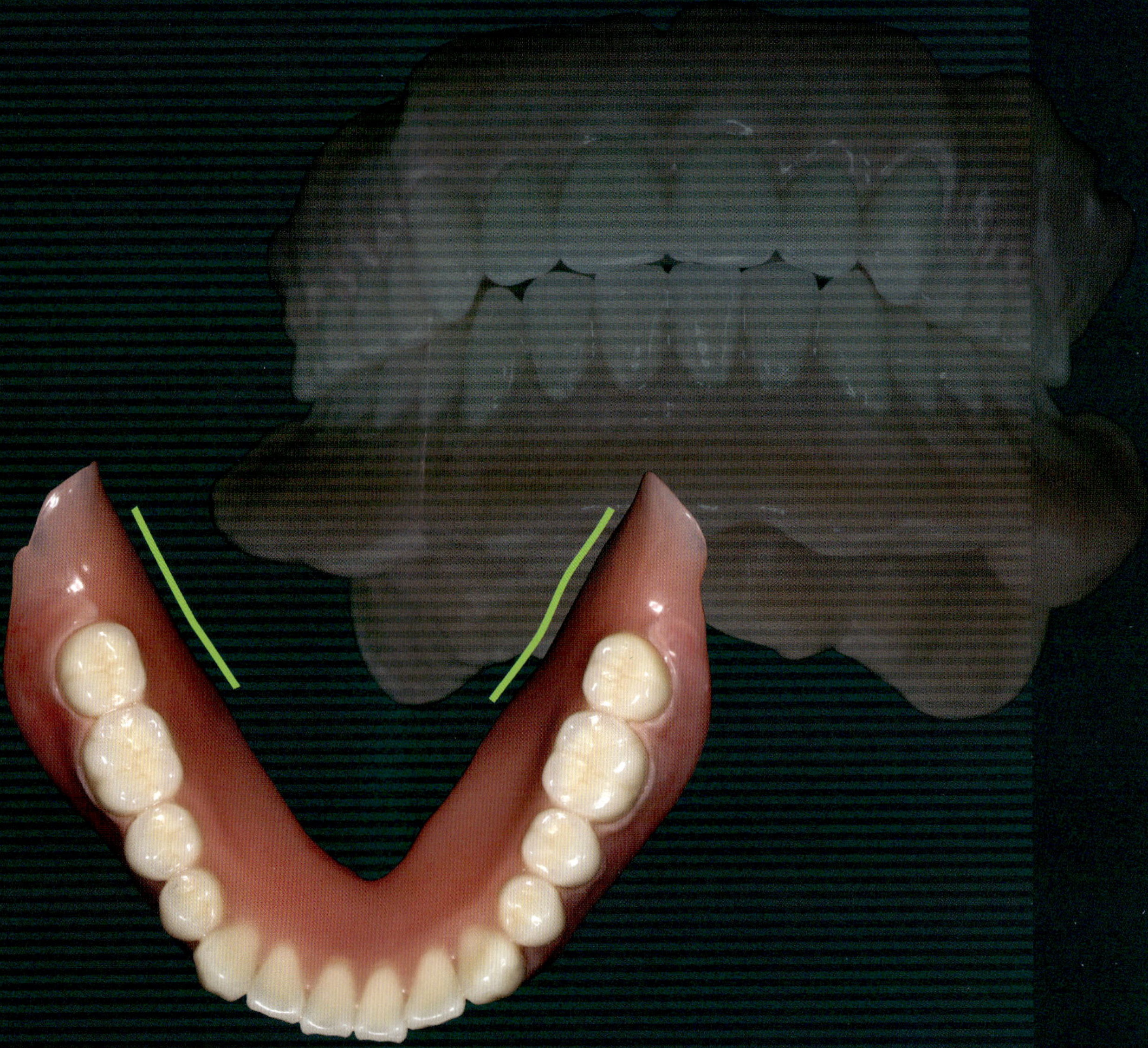

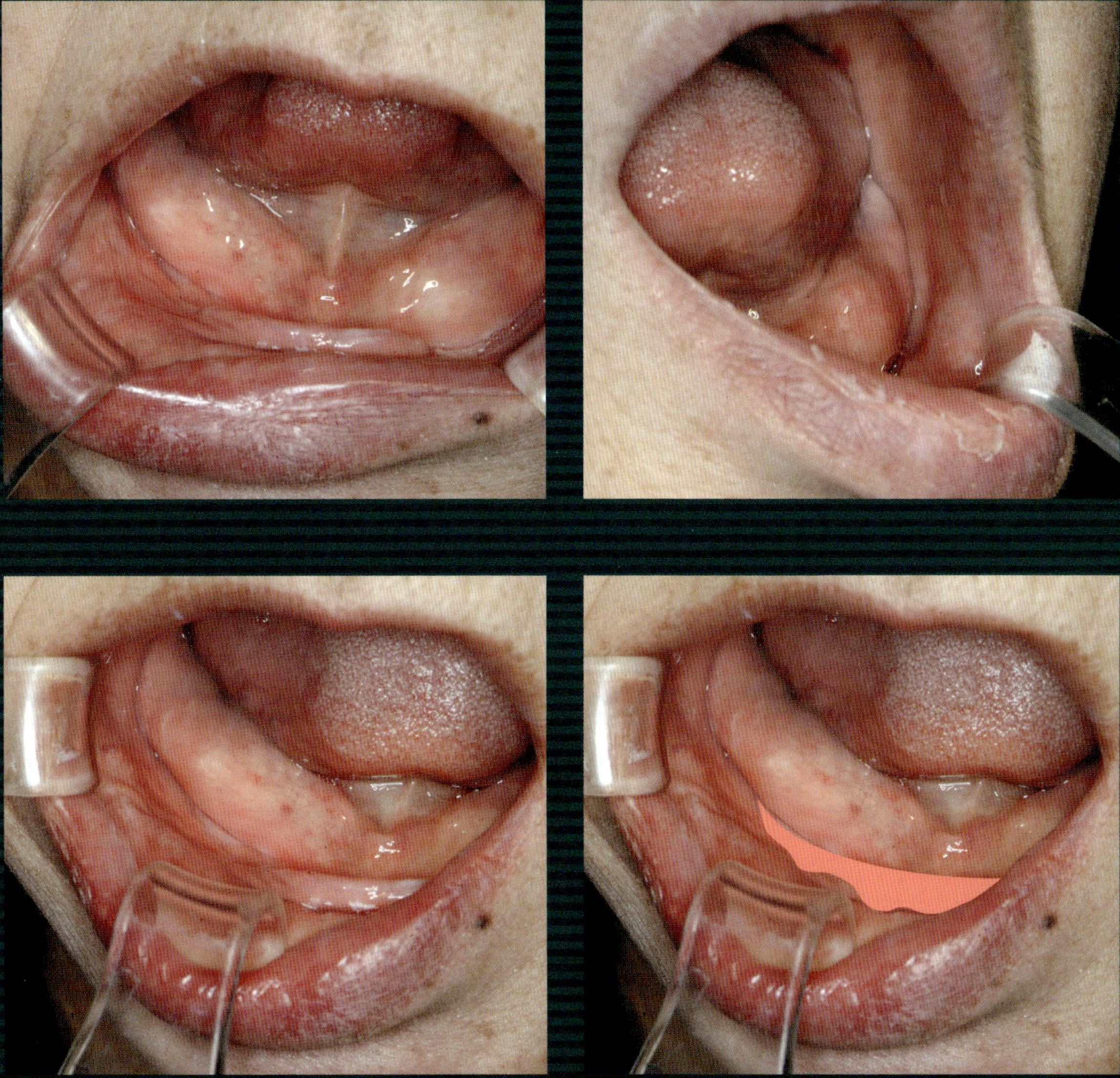

구강저가 이상하게 볼록하고, 협점막 가까이에 있어 치조제가 거의 안 보이는 증례. 색칠한 부분이 구강 내에서 겨우 보이는 치조제이다.
이런 증례는 구강저 점막에 눌려 의치가 악설골근선 해당부에서 들뜬다. 오래

참고문헌

- バウチャー：無歯顎患者のための補綴治療　第7版．Mosby,Saint Luis,1975.
- 阿部二郎：誰にでもできる下顎総義歯の吸着．ヒョーロンパブリッシャーズ，東京，2004.
- 阿部二郎，他：4—STEPで完成　下顎吸着義歯とBPSパーフェクトマニュアル．クインテッセンス出版，東京，2011.
- 阿部二郎：阿部二郎の総義歯難症例　誰もが知りたい臨床の真実．医歯薬出版，東京，2013.
- 阿部二郎：月刊阿部二郎　下顎総義歯吸着までの道のり．デンタルダイヤモンド社，東京，2007.
- 阿部二郎監修，生田龍平，小久保京子，小林典靖，須山讓氏，戸田篤，松丸悠一著：ひとつではない噛める義歯の姿．QDT別冊，2013.
- 染谷成一郎監修：DENTAL MOOK現代の歯科臨床 総義歯の臨床ポイント．医歯薬出版，東京，1984.
- 染谷成一郎：下顎第二大臼歯遠心部およびレトロモラーパッド前縁部付近に見られるスジの報告．日本顎咬合学会誌：咬み合わせの科学，28（1）：14-20,2008.
- 中尾勝彦：無痛デンチャーの臨床．補綴臨床MOOK,医歯薬出版，東京，2002.
- 亀田行雄：これからの義歯治療とインプラントオーバーデンチャー．デンタルダイヤモンド社，東京，2012.
- 齋藤善広：義歯は動いて機能する．ザ・クインテッセンス,29（5）：142-150, 2010.
- 佐藤勝史：総義歯治療に対する2つのアプローチ―“力学的アプローチ”と“生理学的アプローチ”―．デンタルダイヤモンド，34（12）：135-144，2009.
- 佐藤勝史：下顎総義歯吸着を歩む―私の臨床日誌―．デンタルダイヤモンド，37（15）：25-47，2012.
- 佐藤勝史：もう「邪魔」といわれない下顎総義歯―生理的形態を考えた製作法―．QDT，38（6）：49-64，2013.
- Wright, C.R., Swartz, W.H and Godwin, W.C.: Mandibular denture stability. The Overbeck Co, 1961.
- 上条雍彦：口腔解剖学第５巻内蔵学（臨床編）．アナトーム社，東京，2006.
- 佐藤勝史：What is Suction Denture?．デンタルダイヤモンド社，東京．2014.
- 佐藤勝史：総義歯治療で最も大事なことは何か?「舌のポジション」が最も大事！．日本歯科評論，75(12)：55-60, 2015.
- 佐藤勝史：吸着下顎総義歯の床縁形態　⑤唇則粘膜研磨面形態．デンタルダイヤモンド，41 (13)：86-94, 2016.
- 山崎史晃：規格性のある総義歯製作法．QDT, 38(11)：46-63, 2013.
- 遠藤義樹：下顎総義歯印象のパラダイムシフト（前）．QDT, 41(6)：16-38, 2016.
- 松下　寛，阿部二郎，齋藤善広：いまこそ総義歯にチャレンジしよう！―BPSによる“効率のよい義歯製作”への取り組み．日本歯科評論，70(9)：41-73, 2010.
- 湯田亜希子：私の臨床・訪問歯科診療時の義歯作製における「にらめっこ機能印象」―135例の総義歯症例を通して得られたもの―．日本歯科評論，72(11)：125-133、2012.
- 本多孝史：吸着下顎総義歯の床縁形態　舌下ヒダ部の封鎖．デンタルダイヤモンド，41(12)：88-93, 2016.
- 市川正人：義歯床・離脱牽引力測定実験から得られた下顎総義歯の床外形線設定位置に関する報告　第１報．義歯床によるレトロモラーパッド部被覆量の違いにおける維持力の検討，日本顎咬合学会誌，(32)第1・2合併号：57-64, 2012.
- 三宅宏之：“染谷のスジ”と“後顎舌骨筋窩”―吸着下顎総義歯の床縁形態―．デンタルダイヤモンド，41(11)：90-96, 2016.
- 相澤正之，岩城謙二：下顎義歯の吸着を可能にする総義歯臨床の実際．補綴臨床，48(6)：626-638, 2015.
- 松丸悠一：“患者に受け入れられる総義歯”を文献から考察する．日本歯科評論．75(12), 2015.
- 松田謙一：全部床義歯臨床における印象と咬合の歴史的変遷と論点の整理．日本補綴歯科学会誌，8(1)：12-17, 2016.
- 永田一樹：骨隆起を伴う下顎シングルデンチャーを吸着させた症例．デンタルダイヤモンド，(41)15：116-123, 2016.
- 野澤康二：チェアサイドの診断を具体化するための義歯の製作ステップ．歯科技工，44(12)：1458-1471, 2016.
- 小田垣　享：吸着して機能する総義歯製作を極める技工ステップ．第3回 人工歯の適切な排列位置の模索，歯科技工，44(11)：1384-1391, 2016.
- 岩城謙二：生きた義歯を作る．QDT, 40：77-84, 2015.
- 須藤哲也：明確な基準を根拠として行う的確で効率的な人工歯排列の実践．歯科技工，43(4)：474-485, 2015.
- 森永　純：吸着をサポートする研磨面形態．歯科技工，45(2)：255-265, 2017.
- 神山大地：Gerber Methodの理論とその実際．ZERO, 16(1-4), 2017.

Special Thanks.

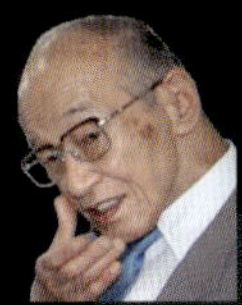

(고)소메야(染谷成一郎) 선생

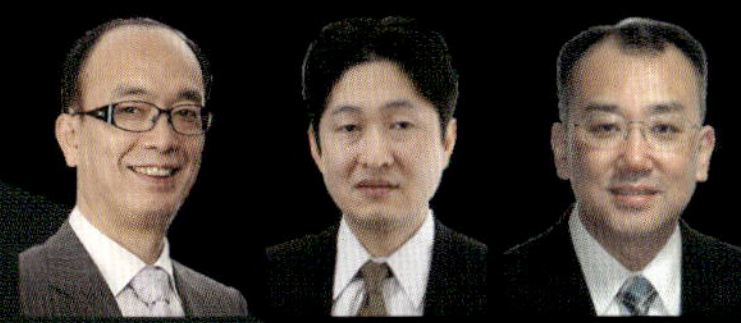

아베(阿部二郎), 가메다(亀田行雄), 사이토(齋藤善広)
선생을 비롯한 JPDA(유상의치학회) 회원

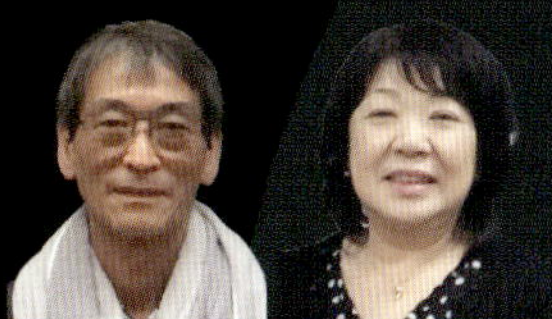

스가자키(菅崎直身), 기무라(木村純子) 선생을
비롯한 月一會 회원

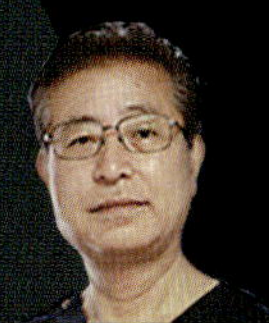

고바야시(小林和一) 선생을 비롯한
무당벌레 S.G. 회원

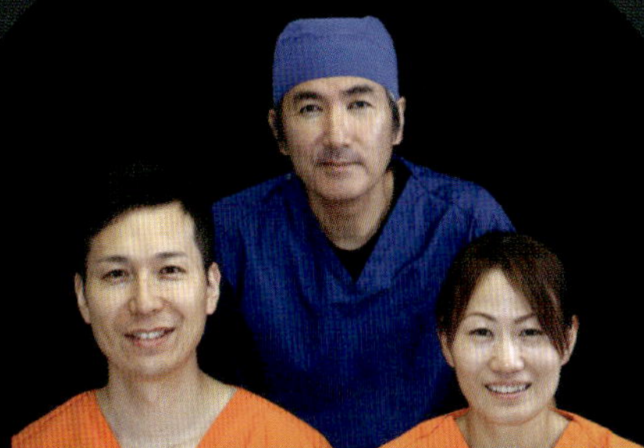

의치 제작 담당 치과기공사: 기시 사토미(岸 里見)
구리타 타쿠(栗田 拓)

사토치과의원·라프랑스오피스 직원

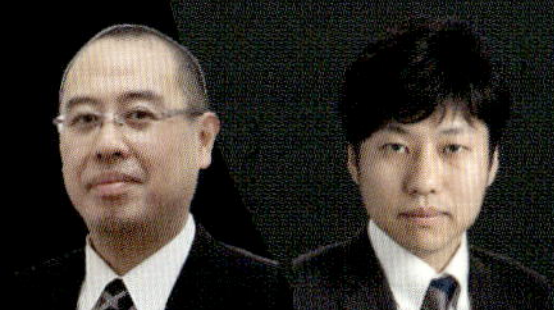

혼다(本多孝史), 노자와(野澤康二) 치과기공사
GC 총의치 핸즈온세미나 직원

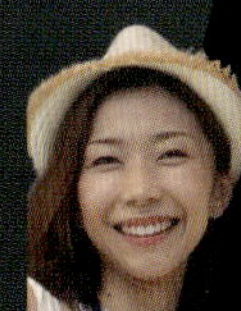

아내 요코(陽子)

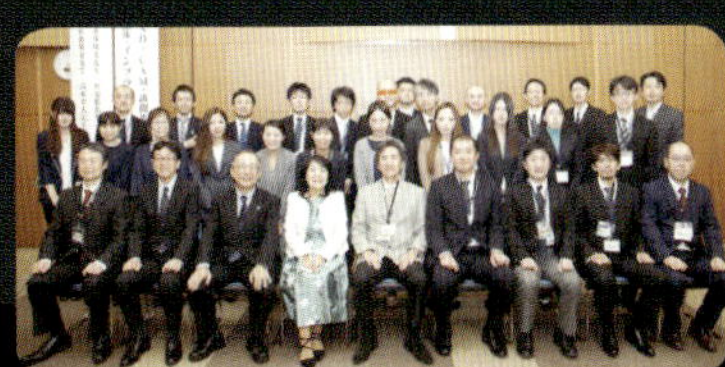

勝史塾 Jr.회 회원

후기

전편에 이어 천학비재(淺學菲才)의 필자를 지도해 주시고 끊임없는 질타와 격려를 보내주신 많은 분들 덕분에 본서를 발간할 수 있었다고 생각합니다.
항상 도움을 주시는 선생님과 편집부의 안자이(安斎清幸) 씨, 디자이너 가네코(金子俊樹) 씨, 기타 관계자 여러분께 감사의 마음을 전합니다.
또한 본서를 집필할 기회를 주신 덴탈다이아몬드 대표 하마노(濱野 優) 씨께 진심으로 감사드립니다.

저자 약력

Katsushi SATO (佐藤勝史)
사토치과의원·라프랑스오피스(야마가타현 히가시네시 개업)

◎ 주요 경력

1989년 쇼와대학 치학부 졸업
2004, 2005년 일본악교합학회 일반 구연 우수발표상 수상
2007~2013년 일본악교합학회 테이블 클리닉
2014년 전국 31개소에서 강연
"What is Suction Denture?" 출판
2015년 전국 33개소에서 강연
2016년 대만 강연(대북의학대학)
"What is Suction Denture?" 한국어판 출판

일본악교합학회 동북지부장
일본악교합학회 교합인정의, 지도의
JCPG(일본임상치주요법 집담회) 이사
GC 총의치 세미나 강사
리히텐슈타인에서 BPS Dentist 인증 취득
JPDA(Japan Plate Denture Association) 인정의, 지도의
勝史塾 Jr.회 회장

역자 약력

노 관 태 (Kwantae Noh)

경희대학교 치과대학 졸업
경희대학교 치과병원 보철과 부교수
Tokyo Dental College Visiting Professor
BPS Clinical Instructor
SEMCD Instructor

This is Suction Denture!

발행일 2018년 5월 8일
저 자 Katsushi Sato
역 자 노 관 태
발행인 최 용 원
편 집 이 은 의
표 지 이 은 의
교 정 황 자 애
발행처 **대한나래출판사**
등 록 제2012-000051호(1994.6.10)

주 소 서울특별시 성동구 성수이로 147 (성수동2가 289-319번지)
아이에스비즈타워 903호
전 화 (02) 922-7080
팩 스 (02) 922-0841
이메일 nrpub@naver.com

ISBN 978-89-5741-595-5 **정가 50,000원**